なぜ「援助者」は燃え尽きてしまうのか

バーンアウトを跳ねのけるリーディング・サプリ

富山県産業医・精神科医
數川 悟 著

南山堂

はじめに

燃え尽きていませんか．
仕事をやめたい，なんて思っていませんか．
毎日楽しく仕事ができていますか．

　著者は精神科病院や大学病院精神科での勤務の後，精神保健福祉センターに長く勤務しました．チーム医療が強調されるより前から，さまざまな職種の人たちと一緒に仕事をしてきました．医学生の教育はもちろん，看護教育や介護職の育成にもかかわってきました．精神保健福祉センターには相談や教育研修など多様な業務がありますが，精神保健の普及啓発も大きな仕事です．そのようななかで気になっていたのは，保健・医療・福祉の領域で働く援助者たちの心の健康でした．

　だいぶ前のことですが，知り合いが次々に転職する時期がありました．

　優秀な臨床心理士が，長い病院勤務をやめて非常勤で相談機関に移りました．聞けば親の介護も絡んで，スクールカウンセラーもしながら少し自由な働き方をしたいということでした．また，院長の片腕とも見られていた看護師が，その病院とはまったく関係のない別の障害者施設に転職しました．多くは語りませんでしたが，「疲れてしまって」という言葉が出てきました．

　彼らに共通するのは，仕事についてから十数年という時期だということ．そして，ずっと同じ医療機関での勤務を続けてきた人たちだということです．ちょうど燃え尽き症候群に関する研究書[1]が出版されるようになった頃でもあり，どうやら転職の背景に，燃え尽きが存在する場合もありそうだと気づかされました．

燃え尽きにはいろいろな対応ができるでしょう．まったく関係のない業種に転じる人もあるようです．転職がいけないことではもちろんなく，1つの有効な対処法でもあります．しかし，燃え尽きたまま仕事を続けるようなことがあれば，援助者が仕事で関わる人たちにとっては，とても不幸な状況です．本人にとっても，希望に燃えて選んだ職業を楽しめないことほど，悲しいことはありません．

　どうして，燃え尽きが起こるのでしょう．
　どうしたらそれを防ぐことができるのでしょうか．

　保健，医療，そして福祉の領域においては，その業務に関わる職種は実に多種，多様です．医師，看護師，薬剤師，保健師，公認心理師，作業療法士，社会福祉士，精神保健福祉士，介護福祉士などの人数の多い職種のほかにも，言語聴覚士などさまざまな国家資格があり，文字どおり枚挙に暇がないといえるほど多彩です．そして，その日常業務のなかで行われる治療，看護，介護，相談，支援などの行為は，それぞれの専門職種の資格に支えられ，培ってきた知識と技術を発揮することによって実践されるという共通点をもっています．
　さらに近年この領域においては，一般市民によるいわゆるボランティア活動や家族による援助，そして当事者同士によるピアカウンセリングなどが行われるようになりました．そのような活動がそれぞれ重要な価値をもつことや，有用性，有効性も広く評価され理解されるようになってきています．しかし，上に述べた専門家による援助というものは，保健・医療・福祉の領域での中核的な活動として，その重要性が揺らぐことはありません．このような仕事にあたる専門家を，大きくまとめて「援助者」とよぶ[2]ことにしたいと思います．
　そもそも，この保健・医療・福祉という領域での利用者や来談者は，何ら

かの問題をもつ人々です．さまざまな苦難に遭遇し，困難を抱え，痛み，苦しみ，悲しみ，ときには怒りをもつ人々なのです．そして一方の援助者とは，そうした人々に援助する業務を自ら選ぶという職業選択をした人間です．尋ねてみれば，人の役に立ちたい，人間が好きなどと，それぞれにその動機を語るかもしれません．お金のことだけを考えてではなく，多くはそうした心情的な動機もあって仕事選びをした人たちなのです．
　そうして毎日，いろいろな努力を重ねながら，職務遂行上得られる喜びや達成感を経験し，さまざまな人生とこの世の深みを覗き見て，そしてそれぞれの職業的矜持によって支えられているのが，援助者という専門的職業人なのです．
　ところが，援助し援助されるという関係のなかで，危機に瀕しているのは患者・利用者などの被援助者だけではありません．援助者が遭遇する危機というものが存在します．このことにもきちんと目を向ける必要があると思うのです．
　援助者には，日々，実はさまざまな危機が存在し，出現してきます．しかしこうした危機については，正面から語られることが少ないようです．援助の仕事にはつきものと考えられているからでしょうか．さらには，いってみれば仕事の負の側面だと思われているからでしょうか．そのため，遭遇する危機に対して，当人には否認や自責，自罰的態度が生じやすくなります．残念なことに，所属する組織においても，不運や個人的問題として片づけられることが少なくないのが現状です．
　このような危機を克服するための具体的な対応は，当の援助者が毎日の仕事のなかで，そして援助を業とする組織においては，その組織，チームとしての責任において，日々の援助業務のなかで並行して実践されなければなりません．それが，援助に関わる仕事を健康的に続けていくための基礎的な条件だからです．

本書では，援助者自身が援助業務を続けていく過程において遭遇する可能性のあるいろいろな危機について整理し，その対応について検討していきたいと思います．

2019年6月

數川　悟

目　次

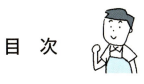

第1章　援助者の危機　　1

援助者とは何者か　　1

援助者の実状　　4
- 医師の実状　　4
- 看護師の実状　　5
- 保健師の実状　　6
- 介護職の実状　　7

援助者のさまざまな危機　　8
- 主体的な危機　　8
- 状況的な危機　　10

第2章　主体的な危機とその対応　　11

失敗，慣れ，懈怠（なまけ）　　11
- 失敗・ミス・過誤　　12
  - 技術的な問題からくる失敗　12
  - 情報不足からくる失敗　12
  - 事例▶1　「指ガードをつけ忘れ，患者に指を噛まれた」　13
  - 心身の不調による失敗　14
- 慣れ　　16
- 懈怠（なまけ）　　16

燃え尽き　　17
- 事例▶2　「最近，驚きや感嘆が全然ない」　18

vii

感情労働 ... 21
- 感情労働の基本 ... 22
- 表層演技 ... 22
- 深層演技 ... 23
- 共感ストレス・共感疲労 ... 23
- 感情労働の代償 ... 25

第3章 援助過程における危機とその対応 ... 27

援助過程の危機の基本 ... 27

援助の関係における危機 ... 29
- 中立性と禁欲規制 ... 29
- 共依存 ... 31
- 逆転移 ... 32
- 多重関係 ... 33
- 二次的外傷性ストレス ... 34

援助過程で起こる状況的な危機 ... 37
- 苦情・クレーム ... 37
  - **事例▶3**「一方的なクレームへの対応に悩んでいる」 38
    - 電話での苦情 39
    - 「責任者を出せ」 41
    - 「市長に言うぞ」 42
    - 「患者様」考 43
    - 面接の重要性 46
- 暴言・暴力，セクシャルハラスメント ... 47
  - 面接・診察・看護・介護の場面 47
  - 訪問 49
  - 事例と対応 50
  - **事例▶4**「暴言と苦情ばかり．一体，私は何ができるの…」 51
- チームでの対策・対応 ... 52

守秘義務と危険の防止 ……………………………………………… 55
- タラソフ原則　57
- 規制薬物の使用　58
- 個人情報保護法　58

ストーカー行為 ………………………………………………………… 59
- ストーカー行為の基本　59
- ストーカー行為の事例と対応　60
- **事例▶5**「同様の訴えの電話が毎日続いて困っています」　61

パーソナリティ障害 ………………………………………………… 63
- パーソナリティ障害の基本　63
- 境界性パーソナリティ障害　64
- 境界性パーソナリティ障害への対応　66

自　殺 …………………………………………………………………… 67
- **事例▶6**「死にたいと言われて，名前も何も聞かなかった．聞けなかった…．仕事が手につかない…」　68
- 自殺念慮　70
- 自殺企図　71
- グリーフケア　72
- 自殺既遂　72

第4章　援助者として働き続けるために　75

援助者として働くこと ……………………………………………………… 76
危機の回避と克服の手立て ……………………………………………… 78
- チームの一員としての良い人間関係 ……………………………… 79
- 同業の友人のサポートを得ること ………………………………… 79
- 継続的な研鑽や訓練 …………………………………………………… 80
- 家族や友人との安定した人間関係 ………………………………… 80
- 心の健康づくり ………………………………………………………… 80

- **援助者の育成と保護** 81
  - 専門家として育てる 81
  - 安全を守る 82
  - 事故対策 82
  - 健康を守る 82

- **組織とチームワーク** 84
  - 援助の体制 85
  - チームワーク 86
  - 情緒的支援 87

- **慣れ・燃え尽きの対策** 88
  - 非日常への慣れ 89
  - 記録 89
  - 契約ということ 90
  - エモーショナル・リテラシー 90
  - 心の健康づくり 91
  - ストレス・コントロール 92
  - ストレス対処 95

  - 引用・参考文献 98
  - あとがき 101

第1章

援助者の危機

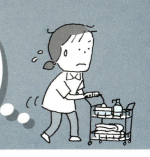

援助者とは何者か

そもそも，援助者とは，何者なのでしょうか．

まずは「援助者」とは，先述のようにいわゆる保健・医療・福祉の分野で働く，一定の知識と技術をもつ専門職種，としておきます．

援助者の多くは，自らの仕事を誇りとし，日々，さまざまな労苦を重ねています．「人の苦痛をとりのぞく」ための努力の毎日を，わが仕事として選んだからです．確かに，中立的，客観的に見ても，援助が必要かつ重要な仕事であることは間違いないでしょう．

しかしまた，そうした援助にあたる人は，自分の仕事がどういうものであるかを，ときに真摯に振り返ってみたほうがよいと思います．

つまり，逆説的にはなりますが，自分という人間が，実は援助を求める人にとって「本当は会わないほうがいい人」であるということ，また自分が一方的に人を助けているのではなく，援助することによって自分と家族が食べていける収入を得ているということです．このことを，折りに触れて思い返す必要があるでしょう．

それは，なぜでしょうか．

まず,「援助」とは, 健康, あるいはより健康的な生活の回復のための支援です. 目標は「健康的な日々」とまとめて言ってもよいでしょう.
　はじめにでも述べたように, 援助者を必要とする人たちは, 健康的な日々を送ることができない, 何らかの問題をもつ人々です. 程度に違いはあれ, さまざまな苦難に遭遇し, 困難を抱え, 痛み, 苦しみ, 悲しみ, 怒りをもつ人々なのです. もしそうしたことに遭遇しなければ, 援助者などは無縁の人であったはずなのです. 言い換えれば援助者は, 問題なく生活できていれば, 本来ならば, あるいは運が良ければ, 会わなくてすんだ人ということになります. 実は, 会わないほうがよかったはずの人間なのです.
　援助を必要とする人々は, 本来はないほうがよい, 自分の身に起こってしまった望まざる問題について, 自分の力だけでは対処できず, やむをえず他者の助けを借りることになったとも言えます. その根源には, いささか語弊のある言い方にはなりますが, 不運, 不幸, 不都合といったものがあります. 援助を求める人にとっては, ある意味では, 援助者とは我が身に起こったこの不運, 不幸, 不都合を体現するような, あるいは目の前に見せつけられる存在にもなります. そういった存在に, 被援助者は助力を必要とし, 援助を求めているわけです.
　また, 被援助者が援助者を選択する余地が少ないことも, 援助者というもののもつ大きな特徴の1つです. もちろん,「病院を選ぶ」「医者を選ぶ」ということは可能ですし, 週刊誌には時々, 名医や良い病院のランキングなどといった特集記事が載っています. しかし援助は, 基本的に突然降りかかる不運, 不幸, 不都合に対しての対応であるため, 時間をかけて選択できないことも多いのが実情です. 居住地や地域の状況, 公的機関の管轄などの事情から, 援助者を自由に選べないことも少なくありません. 言い換えると援助者は, 被援助者からすると選択の余地が少なく, 半強制的に出会わされてしまう存在という側面ももちあわせているのです.

つまり援助者とは，援助者自身が思うよりも，援助を求める人にとってはアンビバレントな存在なのです．

援助者には，しかるべき知識や技術，そして結果が求められます．当然，期待されるのは良い結果です．なぜなら，援助者にとって援助は「仕事」だからです．援助者は，不運，不幸，不都合な事態や問題にあたって，それの改善，改良，解消のために，自助（セルフヘルプやセルフケア）に加勢して取り組むことを職業としています．

職業であるということは，そのことで自らの生計を立てているということです．援助は援助者にとって，自分自身や家族が生きていくための業であり，生活のための生業（なりわい）です．つい見落としがちですが，これは無視できない要素です．

援助者は，神ではありません．完全にして，善良なる救済者というわけでもありません．そんなことはわかっていると言うかもしれません．そんな思い上がりなどない，と断言もするでしょう．しかし，援助という職業に対する矜持や誇りとともに，上記のような事情を考えれば，援助者にはある謙虚さが求められるべきなのです．

援助者は，援助を必要とする人々にとって「本当は会わないほうがいい人」であること，選択の余地が少なく，不幸，不運，不都合の体現者ともなりうること，そしてあくまでも，自分と家族が生きていくために働いている職業人であるということを忘れてはいけません．あなたの矜持や誇りは別としても，そうなのです．

あるべき治療関係，あるいは援助し援助される関係の底には，そして援助を求める人と出会う，まさにその瞬間には，援助者の側にそうした事実と背景をふまえての謙虚さがあってしかるべきなのです．

援助者の実状

患者，相談者，利用者など援助される側の人はもちろん問題を抱えていますが，危機に瀕しているのは彼らだけではありません．一義的には人を援助する，助けるはずの援助者にも，仕事をするうえで，危機が訪れることは少なくないのです．

医師の実状

医師は，病気を治療し，健康を高めるのが仕事です．ですから医師の健康は，その医師本人や家族にとってだけでなく，良質な医療の提供という点において，患者や地域にとってもきわめて重要なことといえます．

ところが，2009年9月に発表された公益社団法人日本医師会「勤務医の健康支援に関するプロジェクト委員会」のアンケート調査報告書[3]によれば，勤務医の健康や生活習慣が決して良好とはいえないことが明らかになりました．いやむしろ，驚異的な不健康状態にあることが示されたのです．

勤務医1万人を対象としたこの調査では，41％の勤務医の平均睡眠時間は6時間未満であり，46％の医師の休日が月4日以下，62％が「全く運動をしていない」と回答しています．さらに，実に21％が「健康でない」と感じ，8.7％が「うつ状態」と評価されました．12.7％が「人生を空っぽに感じている」と回答し，5.3％が「自殺や死について，1週間に数回，数分間にわたって考えることがある」と回答しているのです．

今まさに通院や入院をしている患者さんがみれば，背筋が寒くなったり，目の前に座っている主治医の顔をそっとうかがいたくなるような数字ではないでしょうか．当時「医療崩壊」として大きな話題になった状況の一端，医師の健康状態が，実に深刻な事態となっていることがわかる調査結果でした．

看護師の実状

「医療崩壊」だけでなく,「看護崩壊」という言葉も聞かれました．看護師についても,さまざまな調査報告が公益社団法人日本看護協会から出されています.「2004年新卒看護職員の早期離職等実態調査」[4]によれば,新卒看護職員の入職後1年以内の離職率は8.8％とされています.「看護職になり仕事を続ける上で悩みとなったこと」としての回答の上位3位(複数回答)は,「配属部署の専門的な知識・技術が不足している」(76.9％),「医療事故を起こさないか不安である」(69.4％),「基本的な看護技術が身についていない」(67.1％)でした．

これが「仕事をやめたいと思った理由」となるとやや違った傾向になり,「自分は看護職に向いていないのではないかと思う」(21.6％),「医療事故を起こさないか不安である」(18.1％),「ヒヤリ・ハット(インシデント)レポートを書いた」(18.1％)の順になっています．背景については詳細な分析が必要ですが,こうして希望に燃えて就職したはずの新卒看護師が,全国で毎年4,5千人離職していたのです．

また,2001年の「病院における夜間保安体制ならびに外来等夜間看護体制,関係職種の夜間対応体制に関する実態調査」[5],2003年の「保健医療分野における職場の暴力に関する実態調査」[6]からは,病院内での暴力・トラブルは昼夜で発生頻度に差がなく,約6割の病院で夜間の安全確保に不安を感じていること,保健医療福祉施設に勤務する職員の3割以上が身体的暴力,言葉の暴力を受けていることがわかりました．さらに,それを「職場ではよくある」と認識しながら,職場内の暴力を防止する対策が不十分であることが明らかになりました．つまり,病院が特に看護職員にとって平和ではなく,安全とも言い切れない場所なのだということです．

保健師の実状

　地域保健の仕事の状況はどうでしょうか．保健所では，地域住民の健康の保持増進が最重要の仕事です．そこで働くその名も「保健師」という援助者の場合は，どうなのでしょうか．

　全国の保健所の精神保健業務を主たる業務としている保健師525名（精神保健担当）と，対照群として同一保健所で，成人老人保健業務，母子保健業務，結核・感染症業務，難病業務を主たる業務として担当している保健師525名（精神保健以外担当）とを対象とした調査[7]があります（**表1**）．この調査によれば，仕事に没頭してきた人が急にその意欲を失うバーンアウト（燃え尽き）の有病率は，精神保健担当保健師群では59.2%，精神保健担当以外保健師群で51.5%になります．精神保健業務に従事する保健師の実に6割近くがバーンアウトしており，保健所保健師の半数以上がバーンアウトの状態にあるという調査結果なのです．

　この報告をしている今井博久らは，同じバーンアウトスケールを用いた外

表1　業務担当，年齢，現在担当業務の年限によるバーンアウトの有病率（%）

区　分	精神保健担当 [n=387]	精神保健以外担当 [n=377]
それぞれの群全体	59.2 (54.3〜64.1)	51.5 (46.4〜56.5)
年齢（歳）		
30歳以下	58.8	61.2
31〜35	65.7	50.7
36〜40	64.1	51.9
41〜45	53.3	41.0
46〜50	57.9	54.0
51歳以上	58.3	55.8
現在の担当業務の年限（年）		
1年未満	62.3	50.3
1〜2年	64.8	46.5
2年以上	55.4	54.1

表中の（　）は95％信頼区間

（今井博久ほか：保健師ジャーナル, 63：60-65, 2007. より改変引用）

国の報告にも言及しています．小児救命救急医学に従事している医師を対象とした別の調査では，バーンアウトの有病率は50％だという報告があることを述べています．単純な類推には問題があるかもしれませんが，小児救急医療という高いストレスが想像される医療現場の医師よりも，地域で働く保健師，それも精神保健担当がより高いバーンアウト率を示したという深刻さを指摘しているのです．

病院に勤務する医師，看護師も，地域で保健活動に従事する保健師も，健康というにはほど遠い状況にあるのです．それなのに，彼らが日々健康に関わる仕事をしているというのは，皮肉な状況といってはすまされない現実です．

介護職の実状

さらに，介護の仕事をしている人たちの実態もみてみましょう．公益財団法人介護労働安定センターが介護労働の全国実態調査を繰り返し行っており，2016年度に実施した「事業所における介護労働実態調査」，「介護労働者の就業実態と就業意識調査」の結果が発表されています[8]．8,933事業所，労働者21,661名を対象とする調査で，訪問介護員（ホームヘルパー），介護職員の1年間の離職率は16.7％，離職者のうち，当該事業所に勤務した年数が「1年未満の者」は39.9％，「1年以上3年未満の者」が27.3％です．つまり，離職者の67.2％が3年未満で離職していたということになります．

また，2008年度に実施された，5,929事業所，労働者18,035名を対象とする「介護労働者の就業実態と就業意識調査」[9]では，1年間に業務上の事故・怪我などの経験が「あった」は26.4％，事故になりかけたヒヤリ・ハットの経験では「あった」が54.8％にのぼっていました．さらに，1年間での仕事中の利用者からのセクシャルハラスメント・暴力等の経験については，「暴言」が30.5％，「暴力」が18.1％，「セクハラ」が11.7％だと報告されているのです．

介護の仕事も，その置かれた環境は，決して高齢者を相手にするのどかな

職場ではないことがわかります．

　このように病院でも，地域でも，施設などでも，援助者は必ずしも健康的な毎日を送っているとは限りません．それどころか，援助者としての仕事の根幹を揺るがすような状況，不健康な状態，責任を問われかねない事態，そして生命の危機にすら瀕しているのです．
　実際，援助者の毎日の仕事ではさまざまなことが起こりますし，さまざまな人が援助を求めて目の前に現れます．援助業務は，毎日の決まったルーチンワークに見えても，その中身は決して単純な繰り返し作業ではありません．日々，危機を乗り越え乗り越えしながら，援助者はその仕事を続けているともいえるのです．
　どうしてこのようにさまざまな危機に直面することになるのでしょうか．どうすればそのような危機を回避したり，予防することができるのでしょうか．これは，どうしても検討しなければならない課題です．
　けれどその前に，そもそも援助者の日々の活動に現れる危機には，具体的にどのようなものが存在するのでしょうか．まずはそれをまとめてみましょう．

援助者のさまざまな危機

　援助者の危機には，実はさまざまな性質のものが考えられます．それらは大きく分けて，援助者の主体において生じる危機と，現実の援助過程において状況として遭遇する危機との2つと考えることができます（**表2**）．

▎主体的な危機

　主体的な危機として考えられるのは，援助者が自ら招いたり，陥ってしま

表2 援助者の遭遇する危機

主体的な危機
● 援助者としての失敗・過ち 　・失敗 　・ミス・過誤 　・慣れ 　・懈怠（なまけ）
● 燃え尽き
● 感情労働

状況的な危機
● 援助関係上の危機 　・共依存　　・逆転移 　・多重関係　・二次的外傷性ストレス
● 身体・生命の危険 　・暴力　　・感染
● 人間としての尊厳の侵害 　・暴言・暴力 　・セクシャルハラスメント 　・ストーカー行為
● 自殺

うものです．

　まず，援助者としての失敗や過ちが考えられます．もちろん避けなければなりませんが，人間である以上，ミス・過誤は起こりうるものです．さらに，慣れ，ということがあります．また，人間には懈怠（なまけ）も生じます．時間とともに，言葉を換えて言えば経験を積むことで，かえってそのようなことが起こってくるものです．あってはならないと言いたいところですが，現実として，そのようなことも起こりえます．これは事実として直視しなければなりません．

　対人業務では，燃え尽き（バーンアウト）という言葉が広く知られています．これまでにも何度も登場してきた言葉ですが，保健・医療・福祉の仕事に関わるメンタルヘルス問題といえば，多くの人がまずこれを想起するでしょう．それまでは熱意をもって仕事に取り組んでいた人が，その意欲を失ってしまう症状です．

　また，近年，「感情労働」という言葉がよく聞かれるようになりました．これは接客業など，顧客に対して感情の抑制や忍耐などが不可欠で，ほぼ毎日精神的な負荷やストレスを負わなければいけない労働を指し，もちろん援助者の仕事にも当てはまります．

状況的な危機

次に起こりうる危機は，援助の過程で生じる，状況的に発生する多様な危機です．

「援助者の実状」(p.4)でも触れたように，本来は安全な場所であるはずの援助の場においても，身体・生命の危険が援助者を襲うことがあります．たとえば直接的な身体的危険である暴力や，また睡眠不足などによる体力の低下も加わって，感染症の罹患の危険もあげられます．

また，援助関係，治療関係そのもののなかで生じうる危機を忘れてはならないでしょう．援助し援助される関係の，まさにそのなかで起こりがちな共依存，逆転移，多重関係，二次的外傷性ストレスなどです．

さらに，援助の過程で援助者が，自らの人間としての尊厳の侵害を体験することがあります．援助者の安全に，そして士気にも大きく関わる事柄です．たとえば言葉の暴力である暴言や，より広い意味での暴力に相当するセクシャルハラスメントです．ストーカー行為も，そういった意味をもつ場合があります．

そして重い問題として，自殺をめぐってのさまざまなことがあるでしょう．

これらの問題を順に整理しながら，その対応についても検討していきたいと思います．

第2章 主体的な危機とその対応

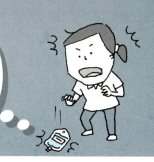

失敗，慣れ，懈怠（なまけ）

　昨今，いわゆる医療事故が報道されない日はないような状況になっています．「あってはならないこと」として病院の管理者たちが並んで頭を下げているシーンも，すでに見慣れたものになってしまいました．これが，「医療崩壊」といった言葉で語られる，近年の医療システムの問題とも深く結びついていることも事実です．

　一般の人の目には，「あってはならないこと」がしょっちゅう起こっているように見えてくるでしょう．医療への不信が増大し，疑いの眼は強くなり，一方で医療者の士気は低下し，さらに疲弊が募ります．医療崩壊として注目を集めた状況の構造の姿でもあります．こういった悪循環を断ち切るためにも，援助者は失敗を起こさないよう，また起こしてしまったときにはすぐに管理者に報告するなど，適切に対処するよう努めなければならないのです．

　失敗を起こしたときの対応として，まずは速やかに「インシデント報告」の提出などをするのですが，重要なことは，その後に行うチームあるいは組織としての取り組みです．起きてしまったことに対して，個人ではなく組織の問題として冷静な分析を行い，対策を検討しあうことです．それによって失敗が，チームとそのメンバーにとって今後に生かせる糧とも教訓ともなるのです．

失敗・ミス・過誤

　援助は，人が人に対して行う行為です．自身も生活している生身の人と，生活していくうえで援助が必要になった人との関係のなかで行われるもの，ともいえるでしょう．人と人との関係のなかでは，予測を超えるさまざまなことが起こりえます．ですから医療でも介護でも，相談や支援でも，失敗・ミス・過誤が起こることは，実は避けがたい側面があるのです．

　一般の，援助を求める側の人は，そうしたことを許しはしないし，認めもしないかもしれません．しかし，避けがたい，少なくともありうる事柄であるということは事実です．軽重はともかくとして，援助者で失敗・ミス・過誤をまったくしたことがないと言い切れる人は，一人もいないのではないでしょうか．こうした事実は事実として認識しなければならないのです．

　もちろん援助にあたっては，安易にミスが起こることを認容してはなりません．最大限の努力をしてもなお起こりうることであるという，粛然たる認識に立つべきです．そのうえで，常に自らの援助の過程を振り返り，検証を加え，いかにすれば失敗・ミス・過誤を防ぐことができるかを，現実的に検討しなければなりません．そしてその対策を実践しなければならないのです．

● 技術的な問題からくる失敗

　技術的な問題からくる失敗は，当然，初心者や経験の少ない場合に出現することが多いでしょう．もちろん長い経験をもつ人でも，きわめて困難な事例，事態に直面し，失敗するということもありえます．

● 情報不足からくる失敗

　情報不足や，それに伴う対応のまずさが原因になる失敗もあるでしょう．必要な情報に基づく準備や前任者からの引き継ぎが不十分であったり，周囲の適切な助言が得られなかったために起こる失敗は，決して少なくないのです．

事例▶1　22歳/女性/看護師

「指ガードをつけ忘れ，患者に指を噛まれた」

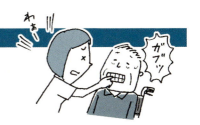

　大学看護学部を卒業して6ヵ月である．リハビリテーション病院に勤務している．仕事に不安を感じることも多い毎日だが，何とか勤務してきた．しばしば新しい経験に戸惑いつつも，この仕事について良かったとは思う．夜勤などで睡眠のとり方も難しいが，同期の看護師が1人いるし，病棟の人間関係も良い．

　ある日，病室で口腔ケアをしている際に強い痛みを感じ，悲鳴を上げてしまった．患者に指を噛まれたのだ．なんとか患者の口をこじあけたときには，人差し指から出血があり，ズキズキと痛んだ．

　その後，病棟師長の指示で採血をし，患者と自分との感染の有無を確かめることになった．何か感染症に感染したかもしれないし，あなたが感染させたかもしれない，と言われた．初めてのインシデント（ヒヤリ・ハット）報告書を書くことにもなった．

　患者は72歳，脳梗塞後遺症．失語があり，リハビリテーション中である．口腔ケアのときには「指ガード」をつけるよう指示されていたが，それを怠ったのだ．ただ，なぜ「指ガード」をつける必要があるのかは教えられていなかったし，自分からも尋ねることはしなかった．

　患者には脳梗塞後の症状として，口唇傾向（ものを手当たりしだいに口へもっていき，なめたり噛んだりする．あるいは不随意的に口唇に触れたものを噛んでしまう症状）があったという．

　そういえば講義で習ったような気もする．この患者のその症候については，記録を読み飛ばしていたのだ．

的確な仕事を実施するためには，得られている情報を正確に受け継いでおくことが必須の条件となります．記録を読むことや申し送りからの情報は，基本情報として決してないがしろにしてはなりません．

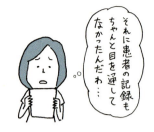
それに患者の記録もちゃんと目を通してなかったんだわ…

● **心身の不調による失敗**

失敗には，体調の不良が絡むことがあります．風邪のような軽い病気にしても，集中力や注意力にかなり影響を及ぼします．さらに治療のために服薬をすれば，眠気などの副作用も起こりかねません．

また女性の場合，月経に関する愁訴や問題は，想像以上に多いものです．人間ドック受検者のいわゆる「健康者群」を見ていても，月経や，男女を問わず「加齢」の影響の存在にあらためて気づかされます．生理学的な変調や変化にかかわる問題が，実は日常生活と業務を営んでいくうえでの無視できない重要な背景要因になるのです．

注意力の低下は，抑うつ状態の際にもよくみられます．それは何も，うつ病に限ったことではありません．原因を問わず，精神的に健康でない状態に陥っていれば，予測されうる危険な事態なのです．心に屈託を抱えていれば，作業に万全の注意を払うことは難しくなります．慣れている，そしてそのように思い込んでいる作業であれば，なおさら危険が増すことになるのです．

専門家であり，援助者であるなら，自らの心身のコントロールをすべきです．当然のことです．しかし，何十年にわたって，常に万全の態勢でそれをなしきるのはたやすいことではありません．失敗は，ミスは，過誤は，常に侵入の機会をうかがい，魔物のように忍び込んでくるものなのです．そうした意味でも，心身の健康管理は援助者にとっての基本的な重要事項です．

これまで考えてきたような背景事象がなくとも，経験豊富で健康な援助者

でも，失敗はありえます．十分な技術をもっていても，ある場面でそれが活用できないということもあります．人という生物を対象とする仕事であれば，予想しなかった変化があったり，想定外の反応が起こったりもするからです．

一方では，失敗に学ぶということもあります．失敗は反省を生み，そのことによって技術の向上が期待できる一面があるのです．援助者に限らず，技術者が失敗によって大きく成長することはよく経験され，見聞きされる事実です．

しかしそうはいっても，援助における失敗・ミス・過誤は，重大な損害や被害を生じます．まさに「あってはならないこと」なのです．そして，被援助者の不信や不満や怒りを引き起こすもとになります．当然のことです．援助を受ける側に立てば，当たり前の反応です．

それだけではありません．援助者の同僚，チーム，所属する組織の間にも，不信や不満や怒りを引き起こすことがあります．組織が揺らぐ事態です．やはり，防がねばならない事柄です．

さらに一方で，失敗してしまった当の援助者に生じる状況にも目を向ける必要があります．援助者としての自信を失わせ，意欲をそぐ事態をも招くことが少なくないからです．とくに重大な事態にまで至った失敗であれば，大きな動揺，深い後悔や罪責感，業務継続への絶望感をももたらします（p.6参照）．

さらに，それがクレームや果ては訴訟といったことになれば，たくさんの人の時間とエネルギーを費やすことになります．それがさらに本人や組織の疲弊を招き，あるいは関係者の間の葛藤を深め，精神的消耗を招くことになります．

失敗やミスは，ありうることとはいえ，本質的にはなんとしても避けなければならない危機です．だからこそ，その予防を最大にまで考慮しなければならないのです．

慣　れ

　経験を積み慣れていくのは，業務の円滑化に不可欠なことです．技術が身につく，といえるでしょう．しかし，これが習熟ではなく，「慣れ」という落とし穴になることがあります．慣れによる不注意やあるべき手順の無視などを起こし，その結果，ミスや大きな過誤を呼ぶことがあるのです．

　大きな事故や労働災害などが，こうした不注意や定められた作業手順に従わなかったために起きたというニュースがときに報道されます．これは援助でも起こりうることです．人が人にかかわる援助においては，一定の緊張が要求されます．しかるべき緊張感をもつ姿勢は，決して失ってはなりません．

　そのためには，援助を行う相手に日々思いをいたすことです．援助者にとっては毎日していること，毎日のように聞いていることであっても，援助を求める人にとっては初めての出来事，人生上の一大事なのです．このことは，援助者が折りに触れてしっかりと思い出すべき事柄です．

懈怠（なまけ）

　医療業界では，日々新たな薬品や機器の開発が行われ，技術革新も著しいものがあります．また，近年は保健・医療・福祉の領域で，度重なる法改正やそれに伴う制度の更改が激しい状況にあります．ですから専門家に対しては，これまで以上に絶え間のない知識の吸収と，専門家としての技術の向上への努力が求められます．懈怠は許されないのです（懈怠という言葉もあまり使われなくなりました．わかりやすくはなまけ心，あるいは気の緩みとでも言い換えればよいかもしれません）．

　しかし，人間である以上懈怠もありえないことではなく，起こりうる危機と考えられます．そして，それがこれまでみてきたような失敗や慣れなどの危機を招来するもとになりかねないのです．

　いかにして研究心と向上心を保ち続けるか．この課題に取り組むことは，

専門的職業人の基本的な責務です．援助者自身の努力が強く求められるだけでなく，さらに援助を業とする組織が有効な研修体制を備えるべきなのです．援助者は職種によってそれぞれ多くの職能団体を組織していますが，その存在意義の大きな1つはこの点にあるでしょう．

燃え尽き

次に検討すべき危機は，強い使命感をもって努力し働いてきた人がその意欲を失う，燃え尽き（バーンアウトburnout）です．

最近は一般的なビジネスパーソンなどについても，燃え尽きが語られることがあります．40歳を越した会社員が，自分の能力を思い知り，会社での出世に先がみえたと感じたときのような場合です．しかし本来は，長期間，対人的な業務に従事してきた結果として遭遇する危機なのです[1]．

さきに，保健師のバーンアウトの調査報告（p.6，表1）を見ました．半数以上が燃え尽きているという驚くべきデータでした．

燃え尽きについては，種々の定義がなされています．マスラックとジャクソン（Maslach & Jachson, 1981）によるもの[10]が比較的明確でわかりやすいでしょう．すなわち「長期間にわたり人に援助する過程で，心的エネルギーが絶えず過度に要求された結果，極度の心身の疲労と感情の枯渇を主とする症候群であり，卑下，仕事嫌悪，関心や思いやりの喪失を伴う状態」とされています．

より具体的には，永井明の『ぼくが医者をやめた理由』[11]が参考になるでしょう．わが国ではじめて一般的な書籍として燃え尽きを取り上げた著作でした．そして，この著者は実際に臨床医をやめて医療ジャーナリストとなったのです（事実としては，燃え尽きがその原因であったかどうかはわからな

いのですが），作中での次の叙述が，燃え尽きの状態とその深刻さを鮮明に語っています．

> 救急車の担当になって半年，ぼくはもう，ほとんど限界であることを自覚していた．表面的にはなんとかつじつまを合わせているが，からだはいつもだるく，ちょっとしたことですぐにいらいらした．そして何よりショックだったのは，診察している患者にほとんど興味がなくなっていることだった．「病気を診るというより，病人を診る」．それが，ぼくが医者をやっていくうえでの原則だった．その病人（人間）にほとんど興味を失っているとなると，これはもう，危険な兆候と言わざるをえない．

身体症状，精神症状，そして自ら選んで従事してきた職業への理念，信念の放擲（ほうてき）がうかがえます．まさに危機的な状況です．

永井明の記述に加えて，同じように医師の事例を示します．

事例 ▶ 2　42歳/男性/精神科医

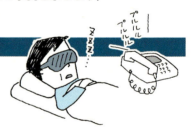

「最近，驚きや感嘆が全然ない」

大学病院精神科勤務．講師で3年前から病棟医長をしている．研究，教育，診療にかなり多忙な日を送ってきた．しかし，それまでは，週1，2回の当直が苦になることはなかったという．

ある夜の当直である．いつものように研究に関する仕事を片づけたあと，当直室で仮眠していた．深夜2時頃，枕もとの電話がなった．病棟からの電話で，2，3日前に入院した患者が不穏になったという．

立ち上がり，白衣に袖を通しながら，ふと「イヤだな」と思った．そして，そう思った自分に愕然としたという．

その後，彼は「燃え尽きじゃないだろうか」と相談に訪れました．精神科医だけに，気づきが早かったといえるでしょう．

彼は，当直室にかかってきた病棟からの電話に対する自分の反応に，自分自身でショックを受けたのだと言います．その理由について，次のように語りだしました．

何より臨床を大事にと思ってきた．患者を診ることは何よりも優先したいと思ってやってきた．実験研究グループからの誘いも，医師は実験室にこもるよりは，病棟で過ごすべきと考えて断ったはずだった．それが，深夜の電話に「イヤだな」と思ってしまったのだ．

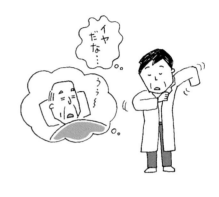

思い返せば，2年前に教授が代わっていた．新しい教授の方針により，診療や教育の体制が少しずつ変わってきていた．

彼は病棟医長とはいえ，いわば中間管理職の立場です．かなり歴史のある大学だけに，小説の『白い巨塔』ほどではなくとも，上下関係は厳しく残っています．義務と責任はありますが，権限自体はきちんとしたものがありません．そんななか病棟管理や実習教育の際に，診療科長である教授と自分の考えとのずれを感じることが，少なからず生じていたと言います．

診療では，2，3のパーソナリティ障害の患者への対応に難渋していた．
さらに研究でも方法論上の行き詰まりを感じていた．それに比べて別の研究グループのうち2つは，着実に成果を上げていた．

疲労感はあるもののさほど強くなく，眠れないということもない．しかし，何となくイライラした気持ちと，これでいいのだろうかという漠然とした不全感は去年あたりから続いている．これらについては誰に語ったこともなく，家族に気取られることもない．

診療の際に，患者とのやりとりで，知らない分野の仕事や生活ぶりに触れることができる．たとえば，小さな地方都市でもデパートでの商品券の発券（売り上げ）が1日に600万円にも上るだとか，電気の検針員が1日に歩く歩数は3万歩を超えるのだとか．瑣末なことではあるが，さまざまな生活の現実に触れて得られる驚きや感嘆が，そういえば最近は全然なくなった．それが臨床の面白みの1つだったのに．

その一方で，「毎日は何となく過ぎている」と彼は語ります．それから「いや，やり過ごしているのだ」と言い方を変えました．

まさに燃え尽きの定義どおり，自ら選び熱中してやってきた診療，人に出会ってこそできる仕事，それの価値や意味，さらには楽しさが感じられなくなっている状態なのだということでした．

彼には，「ちょうど厄年だね．生活を振り返る時期ということじゃないかな」と答え，ときどき会って話をしようということになりました．

燃え尽きは，先の定義にもあったように，「長期間にわたり人に援助する」ことが重要な要因となるものです．対人関係の仕事ゆえの疲労の蓄積，疲弊というだけでなく，「長期間」という意味の大きさも見落としてはいけません．そしてその裏側にある，当人のライフサイクルの変遷による影響も考えられなければならないでしょう．

燃え尽きが起こる時期には，援助者は職業選択をした若いころとは違う状況におかれているはずです．個人生活上や家族状況のいろいろな変化がある

ことでしょう．それを背景にした職業への意識の変化もまた，生じていると考えられます．つまり職業上の問題にとどまらず，人生を送るうえでの危機という重大な側面もあるのです．

長く働くほど，そういう生活上の変化のうえに，実際の職業や仕事にまつわる雑多ともいえる用務や，細かな気遣い，気配りといったものが積み重なっていきます．経験・年齢を重ねるにつれて，そうした作業や配慮の要求は増えてくるものです．医療崩壊が語られるときにも話題になったことですが，これらの要求は近年増加する一方で，援助者を追いつめる負担となっています．こうして，対人関係の仕事ゆえの疲労，長期間ゆえの個人や家庭生活の変化，付随する作業や配慮の増加などが積み重なり，燃え尽きを招いてしまうと考えられています．

このように考えると，燃え尽きの対応や予防対策には，援助者自身が自分の生活全般，人生全体を見渡す視点が必要となります．また一方では，当然，背景にある制度や組織のシステムについての改善の取り組みが求められます．改善の方法の1つとして，最近ようやく医療クラーク（事務的な仕事をする秘書役）の導入が進められています．進歩として大きく評価すべきことと思います．しかしまだまだ十分とはいえず，さらに広い社会的な，あるいは政策的な検討が欠かせないのです．このことについては，後にも現況にふれたいと思います（p.78参照）．

感情労働

近年，対人業務について「感情労働」という概念が示されています．

感情社会学を創始したホックシールドの感情労働の概念（Hochschild, 1983）[12]を紹介し，日本の看護の実態に照らして体験的に読み解いたのが，武

井麻子の『感情と看護−人とのかかわりを職業とすることの意味』(武井, 2001)[13]という著作でした．看護師をし，ソーシャルワーカーとしても働いた彼女の説明をもとに，感情労働とその周辺の問題について概観してみましょう．

■ 感情労働の基本

感情労働は一言でいうと，「人を相手にする仕事」です．対人サービスという言い方もよくされます．人と面と向かい，言葉を交わしながら行う仕事です．なお，電話相談やコールセンターでの応対など，声だけの接触に限られる仕事も含まれています．

感情労働には，感情の適切さ，あるいは不適切さについてのルール，決まりがあるとされます．「感情ルール」があるわけです．感情労働者はそのルールに従い，自分の感情を適切に管理することによって，クライエントの感情に働きかけます．たとえば，理不尽な要求をする顧客にも不愉快さを表さず，常に穏やかな笑顔で丁寧に接客をする様子を思い浮かべてください．感情を管理することが，仕事の重要な部分なのです．その感情労働者の雇用者が，研修や指導を通じて感情労働者の感情をある程度管理する構造ともいえます．

感情労働者は，その自ら行った感情管理の仕事に対して，陰に陽に報酬が与えられます．つまり，感情労働者の示す感情には商品としての価値があるわけです．その1つの象徴的な表現が，病院のポスターに描かれた，患者に向かってにっこりと，いかにも優しく笑みを浮かべる看護職員の顔であると，武井は指摘しています．

■ 表層演技

場面場面で自分の感情を加工することで，その表現だけを変える感情管理の仕方も感情労働の1つになります．これは「表層演技」とよばれます．たとえば，内心では怒っていて，顔だけは笑っているような状態です．ですが医

療や看護の現場では，実際にはこのような表向きだけの感情労働では，患者や家族からの満足を得られません．そこで，病院によっては「まごころ医療」「まごころ看護」といったキャッチフレーズが使われるようになるわけです．

援助の場においては，うわべだけではない「心からの」親切が強調され，それによる顧客満足が期待されています．そして，そのための日々の実践を，感情労働者である援助者は求められることになります．

深層演技

援助者は，常に努力を試みます．

患者に対して，どうにかしてポジティブな気持をもてるようにと考えます．援助者たるもの，相手のことを嫌がってはならない．援助者なのだから，です．

何とかして十分な理解をしようと，患者の生育歴を詳しく丹念にたどってみたりもします．精神病理について考えたり，勉強したりします．そうしたなかで，自分の気持を「逆転移」(p.32参照) として解釈し，何とか取り扱おうとします．まじめで自省的な取り組みではあるでしょう．このような努力のなかには，自分の感情の制御が動機になっている場合もあるとみられます．

このように，自分の感情を押し殺したり，別の感情に加工しようとしたりする感情的な作業を「深層演技」とよびます．表層演技のように表現だけを変えて取り繕うのではなく，感情そのものを変化させようとする，より深い感情労働です．

共感ストレス・共感疲労

苦しんでいる人，困っている人，患者さんを見たときに，「何とかしてあげたい」と思うこと，これはいわば「援助者の性（さが）」というべきものでしょう．後にみる共依存などにも結びつく心性です (p.31参照)．

ひどい外傷など，普通の人なら目をそらしたくなるような悲惨な場面に遭

遇しても,「何とかしなければ」と思ってしまいます．当然のこととして,「逃げてはならない」とも思うわけです．援助職につくという職業選択の動機になった,もしかすると生得的なものかもしれません．さらにそれが,教育や研修のなかで一層強化されてきたものかもしれません．援助職にまつわる社会通念や一般的常識,さらに世の中からの期待というものも,もちろんありそうなことです．

このような心理的プレッシャーは「共感ストレス」とよばれます．言い換えれば援助者にとっては,実は患者の存在そのものがストレスとなっていると考えられるわけです．

ところが,医療の現場では何とかしてあげたい,どうにかしたいと思っても,どうしようもないことがあります．診療科によっては,ほとんどがどうにもできない状態の部門や領域もあるのです．

そんなときには,「何もしてあげられない」ことを申しわけなく感じてしまったり,自分が無能なせいで患者を苦しめているというような罪悪感を抱くことさえ起こり,深く落ち込んでしまいます．これが「共感疲労」とよばれているものです．

共感疲労は,精神的に傷ついた人と接することで引き起こされることから,二次的外傷性ストレス（二次的PTSD）ともよばれています．これについては,後で改めて取り上げたいと思います（p.34参照）．

なお,共感疲労は燃え尽き（バーンアウト）と似ている側面もありますが,起こり方に違いがあります．ある程度の時間,年月を経て起こってくる燃え尽きと違い,時間は影響しないのです．傷ついた人に直面した,その瞬間に起こりえます．そして場合と状況によっては,毎日毎日反復して起こってくる可能性もあります．そうしたことは実際,決して稀なことではないのです．

感情労働の代償

こうしたさまざまな側面からなる感情労働の代償として，武井[14]は次のような問題が生じうることを指摘しています．

たとえば腰痛や片頭痛などの慢性疼痛や，胃腸障害などの身体愁訴が起こります．また，ストレスからの逃避などにより，飲酒・喫煙・ギャンブル依存・買物嗜癖も生じえます．うつ状態になり，欠勤や休職，離職につながる可能性もあります．そして，自殺の危険すらありえます．

さらに，職場の人間関係が悪化することで，さまざまな対立が生じ，盗みなどのトラブルが生じることもあります．一方では，仕事と切り離しているはずの家庭内にいろいろな形のトラブルが発生することもあります．

すなわち，身体症状，精神症状，さまざまな問題行動，自殺の危険，対人的なトラブル，家庭問題など，まさに何でもあり，なのです．

このように見てくると，感情労働というものには，本来的に深刻な危機が内在していると考えるべきでしょう．それが援助という仕事のもつ1つの大きな特徴でもあるとみるべきです．

この特徴をきちんと押さえたうえで，援助という仕事が考えられ，行われなければなりません．

第3章

援助過程における危機とその対応

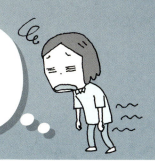

　この章では，援助の過程において起こりうる状況的な危機について検討したいと思います．

　まず，援助過程において起こる危機の基本，次に，援助関係という特殊な人間関係ゆえに生じることがある危機について説明します．最後に，援助が行われるさまざまな場面・局面において出現する状況的な種々の危機について，個別に検討していくことにします．

援助過程の危機の基本

　治療や援助の過程で築かれる人間関係は，実際かなり特殊な関係です．そのため，その特殊性ゆえに発生する問題があります．援助者が十分学び，検討しておくべき事柄です．

　たとえば共依存や，逆転移の問題があります．また多重関係の問題があり，二次的外傷性ストレスのこともしっかりと考えておかねばならないでしょう．

　これらのうち共依存については，少なくとも援助者の間では，理解が相当進んできたと思われます．近年，摂食障害やギャンブル依存症，さらにネット依存の増加など，嗜癖関連問題の広がりが認められています．それら嗜癖関連問題の援助にあたっては，共依存の問題の正しい認識に立ったうえでの

支援が，非常に重要です．

　二次的外傷性ストレスは，先に触れたように共感疲労，あるいは二次受傷などともいわれています．近年，災害時支援，自死遺族支援，犯罪被害者支援などへの取り組みの広がり，活発化があり，いっそう重要性を増している問題といえるでしょう．

　一方，状況的な危機としてはまず，身体・生命の危険があげられます．災害時支援ではいわゆる二次災害が起こりえますし，援助業務遂行の過程で暴力被害を受けたり，感染症への感染の危険などもあります．

　当然すぎるからか意識されることが少ないのですが，感染はそれによって自らが感染源となるので，対人的な業務では非常に重大な問題です．ことに災害時の救援活動に際しては，援助者自身の感染予防は忘れてならない重要な課題です．インフルエンザやそのほかの感染症対策業務の場合はもちろん，自然災害や事故，人為的災害の救援の場合にも，です．日頃からの自らの衛生管理，健康管理が問われます．

　また，人間としての尊厳の侵害についても，援助者の危機として十分に考慮すべきです．暴力・暴言を受けたときに援助者が受けるのは，身体的な苦痛や心理的な恐怖・嫌悪にとどまりません．重大なのは，苦痛とともに生じる，深い疲労感や絶望感です．人間としての尊厳が傷つけられ，援助者としての自信と誇りが脅かされるという体験でもあります．さらに重大なのは，自己の援助行為についての落胆や失望，自信喪失につながることです．仕事が続けられるのかという瀬戸際に立たされます．そして，いわゆる人間不信にも陥りかねないのです．

　暴力・暴言を受けることは，実はこのように複雑で深刻な事態なのです．そして，そうしたものの1つの極致にあるのがセクシャルハラスメントであり，ストーカー行為なのではないでしょうか．

　さらに，自殺に関する問題があります．自殺念慮の語られる相談は，援助

者にきわめて大きな心理的負担をもたらします．援助していた人の自殺企図は衝撃です．そして自殺既遂は，援助者をも深く傷つけ絶望させます．自殺にかかわることは，援助者の心理とその後の仕事にも多大な影響を及ぼす，深刻で重大な問題です．

そしてこれら多くの危機は，1つだけでなくしばしば重なって現れます．順にみていきましょう．

援助の関係における危機

ここでは援助関係そのもののなかでときにみられる問題として，いくつかのことを取り上げたいと思います．いずれも，先に述べた感情労働に関わる問題と強い関連をもっています．そしてどの場合も，援助者の特性として，あるいは援助関係という関係性の特徴から，招きがちな危機をはらんでいるのです．

こういった危機に陥ると，援助が援助にならず，治療や支援の失敗を招いたり，さらには反治療的，侵襲的ともいうべき結果を招いたりすることがあります．援助の関係における危機は，重大な危機の1つなのです．

中立性と禁欲規則

援助者としての失敗とミス・過誤を防ぐうえで第一に課題とすべきなのは，治療関係あるいは援助・被援助の関係についての基本的な検討です．このことについては，フロイト（Freud, S）に始まる精神分析の治療技法としての発展の過程に，その苦闘と成果をみることができるでしょう．なかでも中立性と禁欲規則は，援助関係の根幹に据えられるべき中心的な概念であるといえます．

中立性と禁欲規則について，西園昌久による正統的な解説を引きましょう[15]．過去の対象に向けられた欲求・感情・態度を，現在の対象，特に分析者に向け満足を求めることを「転移」といいます．これらの欲求などは治療のなかでは満たされないため，患者はそれでも治療を続ける意志と能力が求められることになります．これは「治療同盟」，「作業同盟」とよばれるものです．

　一方，治療者のほうには，利用者の転移に応えて現実的関係に陥らないよう自己統制することが要請されます．これが治療者の「中立性」です．同様に患者のほうも，治療が成功するためには現実的満足を制限することが必要になります．それが「禁欲規則」とよばれるものなのです．

　これらは精神分析が行われる場合のことです．しかし，一般の援助−被援助の関係においても「中立性」は重要です．後述の多重関係なども，「中立性」がおろそかにされるときに生じてきます．また，「禁欲規則」とまではいわないにしても，被援助者には援助の本来の目的と，その目的のための援助者との関係であることをときどき意識してもらうことが大切です．著者はときに「この面接はどんなふうに役立っていると感じますか」といった問いかけをすることがあります．援助−被援助の関係について，ともに振り返ってみるためです．

　このように，精神分析が示した「中立性」と「禁欲規則」は，援助についての基本的な関係のあり方を示すものといってよいでしょう．

　以上のことから考えるべきなのは，援助者による「距離の設定」ということです．援助者は，患者や被援助者とどのような距離（治療的に，しばしば物理的，空間的に，さらには時間的にも）にあるかを常に見極める必要があります．さらに，どのような距離をとるべきかを考え，その根拠について自らに明らかにできなければなりません．この「距離の設定」に関する作業は，援助が行われている間，繰り返し繰り返し行われるべきものです．

　以下，よくみられる援助の関係における危機を個別に説明します．

共依存

　共依存とは，自分を必要としてくれる相手との「関係」に依存することです．相手に必要とされることに，自らの存在意義を見出しているともいえます．

　共依存は，かつてはアルコール依存症者の妻に対して多く語られていました．アルコール依存症者の妻は，世話を焼き（泥酔した夫を介抱する），尻拭いをし（酒のうえでの失敗について，近所に謝って歩く），肩代わり（会社に二日酔いによる欠勤の言いわけの電話をする）をすることがあります．こういった行動をイネイブリング（enabling）といいます．よかれと思っての行動でも，結果的には，夫が酒を飲み続けられるように助けていることになるのです．夫の問題行動，アルコール依存症を持続させ，助長させてしまう行動といえます．

　同じようなことが，援助関係においても発生することがあります．

　共依存の状態では，援助者は相手の問題の解決のために当人以上に一生懸命になったり，無理をしてでも周囲の期待に応えようと頑張ってしまいます．自分以外の人の希望や感情にばかり注意がいって，自分と自分自身の状態に目が向かなくなってしまっているわけです．その結果，適切な援助を行うことができなくなってしまいます．

　たとえば，自分が助けなければこの人はつぶれてしまう，と思ってしまう．周囲の人に対しては，「病気なんだから仕方がない」，「大目にみることもしてあげなくては」と説く．本人がすべき手続きを代行する，などです．必要，適切な援助を超えた行為が生じています．

　援助者のほとんどがACであるなどという極端なことをいう人もありました．ACとは，アダルト・チルドレン（adult children）のことです．アルコール依存症をはじめとするさまざまな問題によって，健康な機能が損なわれた家庭（機能不全家族といいます）に育ち，大人になった人を指します．毎日，家庭で起こる問題状況に適応しながら育ってきた人なのです．そのため，そ

んな生活のなかで身につけた行動パターンや，自分のいつもとってきた役割のために，世話を焼く仕事，すなわち援助職を選びがちだというのです．もちろんこの説には，きちんとした根拠になる統計があるわけではありません．

しかしながら，生育のことはともかく，共依存が援助者に起こりがちな問題であることは間違いない事実です．援助者は，ACであるかどうかは別にして，援助という仕事をしようと自ら望み，選択して職業についている人間だからです．

共依存の対策としては，いささか漠然とした表現にはなるのですが，「見直し」を提案したいと思います．ここで見直すのは，自分のことです．一人の人間としての自分自身と自分の生活を振り返ってみることです．今まで続けてきた自分の職業生活についてもです．そうして，援助を行っている相手との距離をときどき測りなおすこと，としておきましょう．自分のしている援助について，ケース・カンファランス（事例検討会）などで検討してもらうことなどは，そのためにとても役立ちます．

逆転移

精神分析療法においては，患者（あるいは被分析者）の，治療者（あるいは分析者）に対する態度，感情，考えを「転移」といいます．さらに，転移に対して生じる治療者あるいは分析者の無意識的な反応としての態度，感情，考えを「逆転移」とよびます．フロイトは，自身に生じたこの逆転移に注意し，克服しなければならないとして自己分析の必要性を強調しました．その後，逆転移を治療上，積極的に生かしていくべきという考えも生まれました．また，逆転移を，患者から治療者への転移に対して，治療者が患者に向ける転移のみに限定する考え方だけでなく，広く治療者が患者に向ける種々の感情的態度や，そのほかのすべての心理的反応までをも含めて逆転移と解するものなど，解釈が広がってきています．

いずれにしても援助関係において，援助者に被援助者へのさまざまな感情，考えが生じるのは避けられないことです．しかもそれは，無意識において生じるものです．だからこそ，その状況についていかに自覚的になれるかがきわめて重要です．

精神分析の場合には，教育分析やスーパーバイザーの指導によって，その状況に気づかせてくれる仕組みもあります．しかし専門家として，自分の逆転移を自覚できるようにすることは，修練を重ねていくべき重要な基礎的態度でもあります．援助関係を築いていくためにも，基礎的な姿勢として研鑽を積んでいく必要があるのです．世阿弥の言葉に「離見の見」というものがありますが，そのような，自己や援助関係を客観的に見る姿勢が大切です．

逆転移は援助関係に大きな影響を与え，援助の破壊や失敗など重大な危機を招く可能性をもちます．適切な援助関係を続けていくためには，援助者が自らへの客観視，自覚的態度を学んで身につけ，それを日々の援助のなかで実践していくしかありません．やはりこのことに関しても，ケース・カンファレンス（事例検討会）は役立ちます．援助チームは，逆転移の自覚のためにもそうした検討の場を用意すべきです．そうすることで，1つの援助のなかでの問題が，チーム全体の学びの機会にもなるのです．

多重関係

野島和彦が心理療法におけるクライエントとの不健康な関係の諸相をあげています[16]ので，それを表にして示しましょう（**表3**）．

このうち，性的関係，貸借関係，私的関係，勧誘関係は，職業倫理の二重関係（多重関係）の禁止の違反，すなわち対人援助職としての職業倫理違反となるとしています．

多重関係とは，被援助者あるいはその家族と，援助関係と同時にそれ以外の別の関係をもつことです．倫理的な問題になる理由には，いくつかの側面

表3 治療における不健康な関係

- 共依存関係
- 支配的関係
- なれあい関係
- 張り合う関係
- おもねる関係
- 攻撃的関係
- 性的関係
- 貸借関係
- 私的関係
- 勧誘関係

があります.

1つは，援助関係にマイナスの影響が生じることです．別の関係があれば，援助者の維持すべき客観的な立場と判断が危うくなります．別の関係に引きずられて，立場や判断が揺らいでしまうのです．また被援助者のほうも，ほかの関係が加わることで，援助者に自分の考えや思いを率直に，正直に語ることが難しくなります．こうして正当な援助関係が壊されてしまうのです．

一方，被援助者が，援助者に対し好意や依存心をもっている場合には，援助者からの依頼を断れないという状況が生じてしまいます．このとき援助者がそれを利用して職務とは関係のない利益や便益を得たとすれば，それは搾取と考えられる事態になります．

このように多重関係は重大な危険をはらむので，職務遂行上の倫理的な禁止事項とされ，種々の学会や職能団体の倫理綱領などにも記載されているのです．

二次的外傷性ストレス

援助関係という人間関係の特殊性ゆえに生じるそのほかの危機として，二次的外傷性ストレスがあります．ここでいう外傷とは身体の傷ではありません．日本語でも「トラウマ」とそのまま英語でよばれているもののことです．「心的外傷」と訳したり，平たく「心の傷」ともいいます．大きな衝撃をもたらすような，喪失，恐怖の体験や，虐待によって起こされるものです．

一般に新聞紙上などでもよく使われるようになったPTSD（外傷後ストレス障害　post-traumatic stress disorder）は，生死にかかわるような，きわめて脅威的で破局的な出来事や状況に遭遇したのちに起こる種々の精神的・身体的症状からなっています．原因となる出来事には災害，事故，変死の目撃，拷問，テロ，レイプやそのほかの犯罪の被害にあうことなどがあげられており，結果として日常生活，社会生活に多様で深刻な障害をもたらすのです．わが国では1995年に相次いで起こった阪神・淡路大震災と地下鉄サリン事件を契機に注目され，認識と理解が深められてきました．

トラウマに対する治療や支援の重要性は，近年さらに広い範囲で指摘されるようになりました．上記の自然災害，人為的災害の場合のみならず，たとえば規模の大きな交通災害や自殺の発生に際して，学校へのスクールカウンセラーの臨時派遣が行われるようになってきています．

関連の法的整備も進められ，「児童虐待防止法」（2000年），「ストーカー行為等の規制等に関する法律」（ストーカー規制法，2000年），「配偶者からの暴力の防止及び被害者の保護に関する法律」（DV防止法，2001年），「犯罪被害者等基本法」（2005年）などの制定が続きました．さらにその犯罪被害についても，「犯罪被害者等給付金の支給等に関する法律」（1980年）という名称の法律が「犯罪被害者等給付金の支給等による犯罪被害者等の支援に関する法律」（2008年）と改正されるなど，警察や民間団体による支援対策強化が行われるようになってきました．

近年はこうした状況に伴い，トラウマ体験をもつ人にかかわる援助者・治療者から，被害者に対応する警察官，さらにはボランティア相談員にいたるまで，「二次受傷」が起こりうることが問題になっています．

二次的外傷性ストレスは，被害者と同じ体験を実際にしたわけではないにもかかわらず，同様の外傷性ストレス症状，燃え尽き，世の中に対する認知の変容，心身の健康への悪影響が生じることをいいます．すなわち，他人が

体験した悲惨な出来事を「知る」ことによって，外傷性ストレス反応をきたすわけです．

さらに「代理トラウマ」という概念も提唱されています．小西聖子によれば[17]，代理トラウマは，相談者の外傷的な素材に対して，治療者が共感的な関わりをもつことによって生じる，治療者の内面的な経験における変化である，と定義されています．さらに「人が行うほかの人への拷問や屈辱や復讐について繰り返し聴くことによって育つ激しい怒り，憤りと悲嘆の反応，またそのような反応に引き続いて生じる悲しみ，麻痺，深い喪失の感覚」であるとされています．そして「代理トラウマによって治療者の世界観，アイデンティティが変更される．治療者は深刻になり，冷笑的になり，また暴力に敏感になり，人間性に対して悲嘆し絶望感を抱きやすくなる」としています．また，「位置づけられないままの代理トラウマは，治療者をしてバーンアウトへの道を歩ませることによって，（中略）治療者に仕事の中断を招くこともある」とされます．そして小西は「代理トラウマの衝撃はトラウマ治療をする限り不可避であり，これを否認するのでなく位置づけ，上手に管理することが必要となる．それが治療者の職業的また個人的生活の質を改善し，トラウマ治療を継続することが可能になる」と述べています．

さきに触れた「共感疲労」（p.23参照），ここにみてきた「二次的外傷性ストレス」，すなわち「二次受傷」，「代理トラウマ」の概念上の異同や関連性の詳細な検討は，ここで行うつもりはありません．ただ，トラウマはそれに触れるだけでも，当人にはもちろん，援助者にもきわめて強く重いストレスとなるものであることを確認しておきたいと思います．

悲惨な体験に対して，援助者としてかかわるときに起こりうるこのような危機について，深く認識しておくべきです．つまり，準備が必要なのです．そもそも援助者の前に現れるのは，不運，不幸，痛苦の体験をした人です．だからこそ援助にあたる始まりのときから，こうしたストレスへの適切な対

処の備えが，絶対に必要であることを強調したいと思います．小西のいう「上手に管理する」とは，その具体的な対策を事前に，そして日常的に講じていくことです．それは援助者が援助という行為を続けていくときの，責務といってもよいでしょう．

援助過程で起こる状況的な危機

ここでは，援助過程において遭遇が想定される危機に関して検討します．いくつかの具体的な場面について，危機が起こりうる状況とそれへの対応について考えていきます．

援助の舞台は病院，施設，さらに地域精神保健活動を想定し，そのさまざまな局面でしばしば経験される問題状況を振り返ってみながら整理していくことにします．近年，いろいろの業種，業界で話題になっているクレーマーへの対応や，モンスター・ペイシェントなどと問題にされる医療の領域での問題についても，以下の種々の場面での対応の複合応用問題として考えることができるでしょう．

苦情・クレーム

援助の仕事に対しても，ほかの業種と同じように苦情やクレームが寄せられます．近年，援助を求める側からの援助者への信頼は薄くなり，反面，要求することは大きくなっているように思います．援助者にとっては，ただひたすら使命感に燃えて仕事をする牧歌的な態度はとれない状況ということでしょう．積極的に「ご意見箱」を用意し，利用者への誠実な対応に努めなければなりません．

そういった利用者からの声のなかには，もちろん耳を傾けなければならな

い意見や忠言もあります．しかし少なくないのは，自己中心的な苦情，とにかく不満を述べたいといった種類のクレームや訴えです．「非難文化」と表現する人もいます[18]．そういったものは援助者を疲弊させ，組織の多大なエネルギーと時間とを費消させることになります．実例を見てみましょう．

事例 ▶ 3　33歳/女性/精神保健福祉士

「一方的なクレームへの対応に悩んでいる」

　午前9時．中年女性からの電話である．
「ここは相談するところでしょ」
―― そうです．
「相談するところなのに，具合をひどくさせていいんですか．昨日の人に代わって，出してください」
―― まず，私がうかがいます．
「娘が相談して，かえってひどくなったじゃないですか．昨日の人のせいで，昨夜は一睡もできなかったって，言ってますよ．今日はものが喉を通らない状態ですよ．どうしてくれるんですか．そこの人はいったいどんな人なんですか．ちゃんとした資格があるんですか．それでも相談員なんですか．責任者を出してくださいよ．代われないんですか．娘が相談でかえって悪くなったんですよ．どうして代われないんですか．責任をとってください．代われないんですか．それなら県庁に言いますよ」
一方的なクレームで，落ち着いた話にならない．そしてひととおり言い終えると，ガチャンと切れてしまった．疲労感と，不快な気持ちがわいてくるのは抑えようがない．ため息をついて，課長に報告しなければ，と立ち上がった．

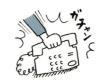

このような事案は，直ちに報告し，相談すべきものです．対応は組織として，チームとして検討しなければならないのです．自分一人で抱え込んではなりません．チームとして共有し，検討することが絶対に必要です．組織というものはこうした苦情，クレームに適切に対応し，援助者の健康を守る義務があります．

　以下，さまざまな苦情に関して個別に説明します．

● 電話での苦情

　事例3でみたような苦情の電話のほか，公的機関では，ときに抗議・攻撃の電話対応に悩まされることがあります．はじめから，あるいはしばしば中途から非難・罵倒・暴言となっていくものです．

　また，相談電話では，イタズラ，常習架電者，性的内容に困惑させられることが少なくありません．さらに対応に苦しむのが，「死にたい」あるいは「死ぬ」といった自殺や自傷に関する内容であり，誰かを「殺す」，「殴る」といった加害予告の言葉です．

　実は電話というものは，かなり暴力的なコミュニケーション・ツールなのです．携帯電話の機能の向上や普及率はめざましいものがありますが，ここでは通常の機関，施設に設置され，多くの業務に日常的に使用されている固定電話について考えてみましょう．

　まず電話機は一方的に，大きな音を出して援助者を呼びつけます．相手が何をしていようと，どういう気分でいようと，もちろん知ったことではありません．基本的に24時間，365日，休憩時間はないことが多く，相手がどこのだれかわからないのがスタート地点です．

　電話を受けた相手の顔が見えないことで，面と向かっては言えないどんなことでも言える人が少なくありません．しかも，自分の言いたいことだけを伝えたらすぐ，一方的に切ってしまうことができます．ついでにガチャンと，

不快で強烈な音を相手の耳に直送することもできる代物です．電話においてしばしば問題となる状況を**図1**に示します．

電話相談について，その長所・利点とされている簡便性，即時性，匿名性が，そのまま脅威になります．当人の都合で，思ったときに，いつどんなときでも，どこのだれとも名乗らずに，かけることができるからです．また，音声，会話だけのやりとりという基本構造からは不満や不信が生じやすく，さらにそれの表明が簡単に，即座にしやすい相談ツールといえます．

それに対して受け手の側は，一方的な受身の立場に立たざるをえません．その分，電話の裏に不満，攻撃，悪意が存在していれば，受ける側の心理的負担は計り知れないものになります．しかも電話相談では，相談の受け手側から電話を切ることはできないことになっています．

では，このような電話に対してはどのようにすればよいのでしょうか．

苦情，クレームの場合，まずは，耐えることが必要になります．怒らないこと．怒ってしまってはなりません．もちろん相談を行う以上，援助者はよかれと考えての応対をしているはずです．しかし，不満を生じさせてしまったり，対応上のミスが起こらないとも言い切れません．とにかく「聞く耳」を研ぎ澄ますしかないでしょう．要諦は，「惻隠の情」を忘れないことでしょうか．相手の身になって聞く，ひたすら聞くこと，です．

そして，援助の場であること，援助のためのツールとしての電話であるこ

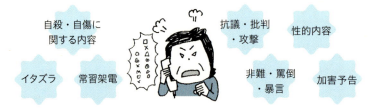

図1 電話における問題状況

とを,どうにかして認識,想起してもらえるように努力を注ぎます.

次いで,可能な限り,面接・面談の場に導くことが必要になってきます.もちろんその面接・面談は,今すぐに,と考える必要はまったくありません.電話を介しての問題状況を,最終的に冷静な話のできる対面の構造に移し替え,援助関係としてあるべき時間の流れに乗せることを目指す,といえばよいでしょうか.そうした場でなければ,本来的な援助というものが成り立ちにくいからです.

ただ実際には,面接,面談にまでもっていけることは少ないと思います.不愉快の残る中断に終わることが多いでしょう.しかし,援助者が堅持して示すべき方向性を忘れないでいる,という対応の仕方が大切なのです.

今は公的運営,民間を問わず,さまざまな種類の相談電話が設置されています.「お気軽にどうぞ」というのが,共通するキャッチフレーズです.それはそうなのですが,実際には電話相談というものは簡単な仕事ではありません.かける側が気軽であったとしても,援助する側の対応はたやすいものではないのです.

電話相談は上記のとおり適切に対応するのが困難な特性を備えているだけでなく,それを超えて問題の解決への援助や,情報提供を行わなければならないからです.当然,担当者の研鑽,研修は絶対に必要な条件になってきます.そして,そのほかの多様な援助者の危機も,電話相談の担当者を襲うことがあるのです.

● 「責任者を出せ」

苦情・クレームでしばしば聞かれるのがこの言葉です.「所長を出せ」「院長に会わせろ」といった言い方もされます.

これは,言っている当人に自覚があるかどうかはわかりませんが,問題の変質を図っている言葉と考えられます.つまり,援助の問題を管理の問題に

変換しようとしているのです．

　苦情・クレームの問題は，あくまでそれが生じた援助の場での問題として扱うべきです．管理上の問題が存在するとすれば，それは組織の内部で（内部というのは秘密裏に，ということではありません．自らの組織の事象として，です）組織の問題として扱うべきことです．援助業務としての問題検討も，本来それは組織の「業務上の問題」として考えればよいのです．

　苦情・クレームについては，当の担当者か，せいぜい直属の上司が同席して対応すればよいものです．むしろそのようなレベルに限るべきです．拡大すべきではありません．援助のことは援助の範囲内に限るようにしなければ，解決すべき問題が変質してしまいます．

　「責任者」は出ていく必要はないのです．「責任者」は別のレベルで，組織の内部においてその責任を果たすものだからです．

● 「市長に言うぞ」

　これも苦情・クレームの際に，しばしば登場する言葉です．

　「本庁に言ってやる」「市長に言う」「議員を知っているぞ」などの言葉です．

　いわば，「虎の威を借る狐」というものでしょうか．さらに，一種の告げ口でもあります．お前の生殺与奪の権限をもっている人物に，「言いつけてやる」というわけです．脅迫とみてもよいし，解雇予告宣言といってもよいかもしれません．

　公的機関では，任命権者が労働者に対して責任と権限を持っています．市長なり知事は，市民，県民の付託を受けています．さらに議会は民意を反映するところですから，議員の声は住民の声ということになります．それを，任命権者としての市長は，あるいは知事たるものは，ないがしろにはできまい，となるわけです．そこで，これらのセリフが登場してきます．

　こうした言葉を聞くと，援助者は当惑します．そして，がっかりし，大き

な疲労感に襲われます．情けない，と徒労感を感じます．

　ダメージを与えられるので，言った本人の狙いは，ある一面では達成されているのかもしれません．しかし，それだけです．

　援助者は，援助者として仕事をしています．公的機関で働く場合，身分は公務員であり，行政に連なる立場ではあるでしょう．それは事実です．しかし，援助にあたっては，一人の専門職員，援助者として働いているのです．専門家としての責任において，その時点では，いわばすべての責任を一身に背負って仕事をしています．任命権者や給料表は，その場面では埒の外のことです．援助という営為は，そういう厳しく専門的なものなのです．

　その援助のあれこれについて，苦情・クレームがきて，先のセリフが現れます．援助者の矜持や使命感は，当然，無視です．そして援助者としての本来の責任からも微妙にはずされていく．ずれていくのです．

　責任は自分が負う，援助者は常にその覚悟で仕事をしています．その後ろにあるのは専門家としての矜持や仕事への使命感なのでしょう．それが，「市長に言うぞ」という言葉により，援助という関係の外側にいる，別の人間の責任を問うてくる方向へ移動していきます．こんなやつを雇用している任命権者の責任を問う，ということです．もちろん，援助者に対しても，上司から叱られろ，クビになればいいというような間接的攻撃の面もあるでしょう．

　援助の場でのことは，当事者同士できちんと話し合うべきです．自分と相手でまず話し合うべきです．その基本的な考えが無視されると，援助者にとっては，援助そのものへの振り返りなども閉ざされてしまいます．結果，徒労感と失望ばかりが起こってくるのです．

● 「患者様」考

　学校に対して理不尽で一方的な要求をする保護者，モンスター・ペアレントにならって，同様に強引な患者に対して「モンスター・ペーシェント」とい

う言葉が使われるようになりました．著者は，それは「患者様」という語句が使われるようになった後からではないかと感じています．

「患者様」の発端は，2001年に「国立病院等における医療サービス研究会」によって出された，「国立病院・療養所における医療サービスの質の向上に関する指針」だと思われます．実はそのマニュアルには「職員の接遇態度・言葉づかいの改善」の項に，「原則として姓（名）に『さま』を付することとするが，診療や検査等，諸般の状況に応じ，適宜他の呼称方法（例，○○さん）を用いる」とされているにすぎないのです．

著者からすると，少なくとも再来患者には「○○さま」と言う気にはなれません．丁寧ではあるのでしょうが，ある距離が感じられるからです．診察に際して，その距離を縮めるためのやり取りが，少なくとも2つ3つ余計に必要になることでしょう．やはり援助の場においては，「○○さん」と呼ぶのが自然で適切でしょう．

それはさておき，不思議なことに，この「さま」を付する勧奨が，一般名詞「患者」にまでくっつけるように流布されてしまったらしいのです．「患者様」は，燎原の火のように広まってしまいました．

「患者様」という呼び方は，おそらく医療機関として，患者本位の医療（これ自体が当たり前の話なのですが）を行うという言明であり，従来の医療にみられた誤った姿勢に対する自省をこめたものだったのでしょう．確かに医療は，感情労働の項でも詳しくみたように（p.21参照），対人業務であり，対人サービスといっても間違いはありません．たとえばホテルマンも銀行の窓口の女性も客室乗務員も，看護師と同様に感情労働者といってよいでしょう．しかしそれは，「人に対面する」という共通する1つの側面にすぎません．病院は，ホテルでも，銀行でも，飛行機でもないのです．

「患者様」と呼ぶのは，医療機関で行われているのが「治療」あるいは「看護」という「援助」なのだということを忘れていることを意味します．

はじめに述べたように，医療機関は，実は好んで利用するものではありません．嬉々として訪れる場所ではないのです．苦痛や不具合を取り除いてもらうために仕方なく出向き，事務職員に，看護師に，医師に，さらに検査技師，薬剤師そのほかの援助職員に出会うのです．もちろん利用するからには，最善の方法で，最良，最速の結果を，と期待するでしょう．その期待に対して，可能な限りの良きサービスで応えるのは当然のことです．
　しかし，「患者様」の語には，「サービス精神」はこめられているかもしれませんが，「痛苦への共感」は感じられません．
　援助者が援助を行うときには，目の前の人になぜか起こってしまった「痛苦」への「共感」があるはずです．同情ではありません．人は痛みを感じ，病むことがあるという，人間のもつ弱さ，有限性への深い思いです．先にも記した「惻隠の情」です．そして，それに対して専門性に裏打ちされた「技術」をもつという責任と矜持があるはずです．それが，援助を職業とする人間なのです．
　一方「患者様」であった場合，彼らは何をしてもよいのです．なぜなら，「お客様は神様」なのですから．

　些細なことを取り上げて攻撃する．要求する．自分が一番偉いから，好き勝手なことをする．温泉客の落花狼藉のよう．
「旅の恥はかき捨て」「どうして金を払う必要がある．異常なしなら，診療費じゃないだろう」「タクシーで送ってくれ．救急車で連れてこられたんだから」

　ためしに「病者様」，「悩める人様」，「被害者様」と口に出して言ってみてください．いかにも滑稽で，文字通り情けない，つまり情を欠く表現とわかるでしょう．
　モンスター・ペイシェントをつくりだしたのは，「患者様」という言葉と，

それを口にし、使わせることに何の違和感も覚えない関係者たちだったのではないのでしょうか．背景に、訴訟社会の到来[18]や、医療への信頼の低下があったとしても、この言葉のもつ意味は非常に大きいと著者は考えています．「治療」ということの意味や、「患者」とはどういう人であるのかについて、十分考えることをしなかった言葉に思われるのです．援助者は援助というものへの本質的な深い考えと、援助者としての誇りを取り戻すべきです．

● 面接の重要性

　苦情・クレームに対しては、面接、面談が最良の方策です．人と人との問題に必要なのは、何といっても話し合いです．それも、面と向かっての話し合いです．

　何が問題であるのかを明らかにしなければ、対応も、解決もできません．もしかしたら、何か誤解があるかもしれません．ですから、問題について理解しあわなければ、話は進みません．

　苦情・クレームが電話であれ、メールであれ、投書であれ、ともかく面接、面談できるように働きかけることが大切です．苦痛も大きいかもしれませんが、会って話をすることが最善の方法なのです．そもそも援助そのものが、接近しなければ、二人の人間の距離を縮めなければ、できないことなのですから．

　苦情・クレームの面接や面談は、決して愉快なことではないでしょう．けれど、どんなに気が重いことでも、会って話をするための努力と手間は惜しんではならないのです．そして大切なことは、1回会っただけで解決するとは考えないほうがよいということです．何度でも面談するという心づもりをしておいたほうがよいでしょう．会って話せば、そのたびに対応の方向を少しずつ掴むことができるものです．

暴言・暴力，セクシャルハラスメント

暴言や暴力，セクシャルハラスメントの問題があります．さらに類縁の問題としては，組織内部でのパワーハラスメント，セクシャルハラスメントが残念ながら出現することがあります．これらのハラスメントも，もちろん援助者を苦しめ，チームワークを乱します．しかし本書では，援助の直接的な場面で生じる援助関係のなかでの問題に限定し，組織の構成員の間で起こるものには触れないことにします．援助業務に多大な影響を及ぼす重要な問題ではあるのですが，それは組織管理の事柄として別の次元で検討されるべきだからです．

暴力とセクシャルハラスメントへの対応については，2006年に公益社団法人日本看護協会から出された「保健医療福祉施設における暴力対策指針−看護者のために−」がよくまとめられています[19]．それによれば，暴力は「身体的暴力，精神的暴力（言葉の暴力，いじめ，セクシャルハラスメント，その他いやがらせ）をいう」と定義されています．さらに「言葉の暴力とは，個人の尊厳や価値を言葉によって傷つけたり，貶めたり，敬意の欠如を示す行為をいう」としています．

暴言・暴力，セクシャルハラスメントが起こる場面や状況について検討し，事例や対応について，順に解説します．

● 面接・診察・看護・介護の場面

来談，あるいは面接など直接対面する場面での問題を図2に示しました．診察，看護，介護，介助など身近に接して行う援助の際も同じです．暴言，暴力やセクシャルハラスメントのほか，何ごとかを要求して動こうとしない強請・居座りなどもみられます．

その背景にあるものは，実はさまざまです．

何ごとかへの憤懣がもとになって，いわば援助者に八つ当たりしているこ

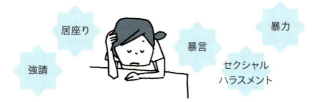

図2　対面する場面での問題状況

ともあります．ことわざの「江戸の敵を長崎で討つ」のような状態です．病気や障害の受容が進んでいく過程で，自分が体験するにいたった不運，不幸，不都合や，それをもたらした運命への怒りが，身近にいる援助者に向けられるのも珍しいことではありません．

　パーソナリティ障害などの精神病理に基づく依存，孤独感あるいは怒りからの行動もあるでしょう（p.63参照）．本人あるいは家族が，飲酒による酩酊状態である場合もあります．

　身近に接して行う援助の場で暴言・暴力，ハラスメントが起こった場合，まずは制止や防御，排除したり応援を求めることが必要でしょう．状況によっては，当然逃げることもあってよいのです．自分の身に大きな危険が及ぶときに，援助者だからと躊躇してはなりません．援助としての場は，その時点ですでに壊されているのですから．

　このような危機の発生に際しては，そのもとになっているものを読み解いていくことが重要です．援助という場においてその事態を引き起こした原因がどこにあるのかを，経過を追って見極めるのです．そのためには，のちに詳しくみる組織的な検討や対応（p.84参照）が絶対に必要です．

　その作業と並行して，当事者の抱える病理を明らかにしていくこと，これが対応の第一歩となるでしょう．援助の継続が可能なのか，ほかの対応を求めて他機関と連携するのかなど，病理の解明がその後の対応方針を定めるための基礎になるからです．

● 訪　問

　家庭訪問については，わが国では保健所保健師による長年の実績と経験の蓄積があります．そうした家庭訪問などの援助活動で起こりうる問題状況を図3に記しました．介護の業務においても，家庭に赴く訪問介護，ホームヘルプ・サービスの実践がかなりの年月を重ねてきています．

　近年，訪問看護や精神障害者への包括型地域生活支援プログラム（assertive community treatment：ACT），さらに引きこもりに対するアウトリーチ型の支援などの援助が脚光を浴びています．確かに相手の生活状況を実際に見て，物理的な環境や家族関係の実際を知ることは，援助を効果的に進めるうえで貴重な手がかりになります．

　しかし，良い方法だからといって，また相手が求めるからといって，安易に行えるものではありません．訪問支援の盛り上がりに水をかけるつもりは毛頭ありませんが，訪問の効果とデメリット，あるいは「副作用」といったものを十分検討しなければならないと思います．たとえば依存性を高めたり，イネイブリング（p.31参照）になったり，セルフケアやセルフヘルプの力をそいでしまうことも考えられるからです．

　訪問では，援助の場所が病院や施設といった公的な環境ではありません．私的で，利用者の日常生活が行われる空間において設定されることになりま

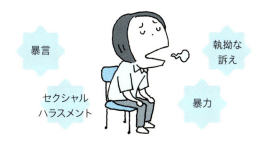

図3　訪問における問題状況

す。そのような環境では援助関係そのものへの種々の影響があり、援助の関係における危機（p.29参照）が生じる危険性がより高くなるのです。知らず知らずのうちに共依存の萌芽ができあがっていたり、二次的外傷性ストレスも生じやすいと考えられます。さらに「多重関係」などの不健康な関係も発生しやすくなるのです。

　ですから訪問を行う前に、まずは家庭、家族状況についての十分な把握を心がけねばなりません。状況や環境によっては、直接的な身体的・心理的危険についての事前の検討、評価をしておく必要があります。

　訪問でも、病院や施設での援助と同様に暴言、終わりの見えない執拗な訴え、暴力、セクシャルハラスメントなどがありえます。物理的に、いわば「相手の土俵」であるために、相手が絶対的優位に立てる場として、高い危険度が潜在することは冷静に考えておくべきでしょう。こうした検討や準備を、冷たいとか、事務的と嫌うのは正しくありません。いらざる事故や事件を予防することは、援助の仕事のうちに含まれる重要な事柄なのです。

● **事例と対応**

　まず、言葉の暴力または暴言というものが、援助者をどのような危機に至らせるかを考えてみましょう。

第 3 章 援助過程における危機とその対応

事例▶4 30歳/女性/看護師

「暴言と苦情ばかり．
一体，私は何ができるの…」

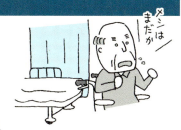

73歳男性患者が，心臓の検査の後に4人部屋に転棟してきた．しばしば「馬鹿野郎」「何もしてくれない」と叫ぶ．頻回にボタンを押しては「飯はまだか」と繰り返す．会う人に「食べさせてくれない」と言う．もちろん，食事はしている．

家族の面会時にも訴えていたようで，遠方から来た長女は「食事はどうして駄目なんですか」と詰問調である．

入院前には目立たなかった認知症が現れてきたようだ．

よく聞くような話です．超高齢社会の到来で，病院の入院患者も総体的に高齢化しています．したがって，認知症も多くなります．その症状が入院という環境の変化や，検査や治療が契機になって顕現化することも少なくありません．

認知症による症状からの訴えや行動と，看護者としては理解はできる．しかし，治療病棟には必要な流れというものがある．それが撹乱される．仕事が進まない．頻回なコールや要求のための訪室で時間がとられることで，本来の業務が円滑にできなくなる．

また，1人にかかりきりになることで，ほかの患者に対して不平等感を与えていないかと気になる．同室の，より重度の患者などに対しては，自責感や申し訳なさを

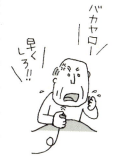

抱いてしまう．そして，ほかの患者の視線が気になる．自分の行動が批判の目で見られているように思う．自分の拙さ，自分のやり方が悪いからなどとも考えてしまう．

　家族が患者の言うことを信じて頭ごなしに苦情を言ってくることもしばしばである．認知症をどうしても理解しようとしないこともまれではない．手間のかかる看護をしている実態を知らないで，患者の暴言に同調されては，情けなくなってしまう．やっていられないという思いがわいてくる．それと同時に，そんなふうに思う自分が許せない．

　ほかの患者のいるところで罵倒されるのはつらい．プライドが傷つくし，自分が未熟なだけかもしれないが，看護者として無能だと言われているように感じる．一体，何ができるというのか．

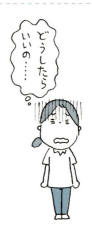

　こういった，比較的に軽度にみえる暴言でも，業務に支障をきたし，援助者に苦痛や不要な自責を与え，士気を低下させるものです．さらに悪質な暴言・暴力・セクシャルハラスメントの場合の被害は甚大なものになります．

■ チームでの対策・対応

　前述した問題への対応は，援助者個人ではなくチームとして考えなければなりません．先に指摘した「援助者の性（さが）」が，自責や自分の未熟ゆえといった考えに結びつきやすい傾向があるからです．このような事態を自分のうちに抱え込むのではなく，率直に相談できるチーム環境が求められます．

　必要なのは「良い看護」といった理論や標語ではありません．起こっている状況を把握して，具体的な対応を考えることが大切なのです．問題をスタッフの間で共有して，チームとして考え合って対策を立てることが必要です．

第 3 章 援助過程における危機とその対応

　先の公益社団法人日本看護協会の「保健医療福祉施設における暴力対策指針－看護者のために－」[19] (p.47)は，職場としての対応のあり方を示しています．提示されている「対策フローチャート」を引用して示しましょう（**図4**）．

　安全管理体制の整備が示され，リスクマネジメント（危機管理）が示されています．リスクへの対応として平常時の対応，そして暴力発生時の対応，暴力発生後の対応があげられています．「暴力」とは記されていますが，ここで取り上げている暴言，セクシャルハラスメント，さらに後述するストーカー行為(p.59参照)も同じように取り扱えるでしょう．

　またその後，厚生労働科学研究班の成果物として「暴力防止マニュアル第2版」が示されています[20]．これは，地域保健業務に関わる保健師などの地方公務員を主な対象とするものです．しかし当然のことながら，訪問看護や訪問介護に関わる職種にも，参考となることは多いと思われます．ことに組織としての対応の重要性が十分に考察されている点は高く評価されます．さらに資料として研修プログラムなども付されており，広く参考にすべきことの多いマニュアルです．

　暴力問題への対応は，まず日常からスタートすることが重要です．リスクマネジメントの立場から，平生からこうした問題の意識化を図っておくことが求められます．なお，これは管理者だけであってはなりません．すべての職員が問題意識を共有して，備えることが重要なのです．

　そして，問題が起こったときには，何度も繰り返しますが，一人の問題にしないことが大切です．あくまでも組織の，組織全体の問題として取り扱うべきなのです．組織として対応し，被害者，周囲の関係者，そして加害者への対応を検討し実施するのです．

　また，被害者への対策は，慎重に丁寧になされなければなりません．ほかの患者，利用者など周囲への影響も十分調査し，対処を忘れてはなりません．

　さらに事後の対応も非常に重要なことです．もちろん被害者への十分な

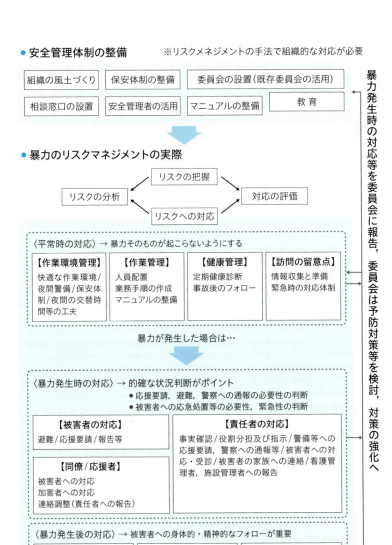

図4 暴力対策フローチャート
（日本看護協会：保健医療福祉施設における暴力対策指針—看護者のために—.2006より転載）

フォローは必須です．決して「よくあること」と流してはなりません．新人や経験の少ない人に対しては，上司や先輩が傾聴し，慰めもしましょう．その件がいわゆるトラウマになっていないかの確かめをすべきです．短くとも半年はそういった配慮やフォローは必要でしょう．チームとしては，再発予防のための日々の対応の検討と，具体的な対策の実践を行わねばなりません．

守秘義務と危険の防止

次に，暴力の問題ともしばしば関係する，守秘と危険防止に関しての検討を行いましょう．

表4にわが国の法令の守秘義務に関連する規定のいくつかをあげました．刑法第134条には秘密漏示についての規定があり，国家公務員法第100条および地方公務員法第34条には「秘密を守る義務」が明記されています．このほかにもさまざまな資格，職種に対しての規定が設けられています．

表4　守秘義務に関連する法令の規定例

● 医療法	第1条の2	医療の理念
● 個人情報保護法		
● 刑法	第134条	秘密漏示
● 国家公務員法	第100条	秘密を守る義務
● 地方公務員法	第34条	秘密を守る義務
● 保健師助産師看護師法	第42条の2	
● 精神保健福祉士法	第39条	信用失墜行為の禁止
	第40条	秘密保持義務
● 精神保健福祉法	第23条	診察及び保護の申請
● 児童虐待防止法	第6条	児童虐待に係る通告

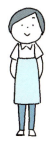

なお，援助業務の基本的な法律とも考えられる医療法第1条の2の「医療の理念」には，「医療の担い手と医療を受ける者との信頼関係に基づき」との文言があります．治療関係では，そもそも，信頼関係が前提ということなのです．

保健師助産師看護師法第42条の2には「正当な理由がなく，その業務上知りえた人の秘密を漏らしてはならない．保健師，看護師又は准看護師でなくなった後においても，同様とする．」と記されています．秘密保持の義務は，職を離れての後も課せられているのです．

そのほかの医療関係の，いわゆる国家資格についての法律でも同様の条文がみられます．

精神保健福祉士法第40条にも「秘密保持義務」の規定があり，さらに第39条には「信用失墜行為の禁止」として「精神保健福祉士は，精神保健福祉士の信用を傷つけるような行為をしてはならない．」と記されています．社会福祉士及び介護福祉士法第45条にも同様の条文がみられます．ようやく2015年に法制化された，心理職にかかる公認心理師法第41条も「公認心理師は，正当な理由がなく，その業務に関して知りえた人の秘密を漏らしてはならない．公認心理師でなくなった後においても，同様とする．」とされています．

援助者は，業務として個人の秘密に触れます．知ってしまうのです．ですからこれらの規定は重要な，また当然のことともいえるでしょう．しかも秘密保持は一方では，援助者にとっては，その仕事と個人の生活とを区分けする境界（バリア）ともなる重要な一面があることを指摘しておきたいと思います．

一方，改正が繰り返されている児童虐待防止法では，次のような規定がみられます．第6条「児童虐待に係る通告」に「児童虐待を受けたと思われる児童を発見した者は，速やかに，これを…（中略）…通告しなければならない．」と記されているのです．さらにその第3項には，刑法の秘密漏示罪の規定その他の守秘義務に関する法律の規定が，この規定による通告をする義務の遵守を妨げるものと解釈してはならないとも明示しています．必要な通告のた

めには，守秘義務が外されるということなのです．

　また，精神保健および精神障害者福祉に関する法律（精神保健福祉法）第23条の「診察及び保護の申請」では次のような条項があります．いわゆる一般人通報とよばれる規定なのですが，「精神障害者又はその疑いのある者を知った者は，誰でも，その者について指定医の診察及び必要な保護を都道府県知事に申請することができる」としているのです．第1条にあるこの法律の目的である「患者の医療及び保護」を目指しての，精神障害者の迅速な保護を考えた条項とも読むことができるでしょう．

　以下，守秘義務と危険の防止に関して，援助者が考えておくべき問題を順に解説します．

● タラソフ原則

　人を援助するとき，私たちはタラソフ原則[21]を想起する必要があるでしょう．

　1970年代のアメリカで，精神科を受診し処方を受け，同時に心理士の心理療法を受けていたポダーという青年が，交際していたタラソフという女性に発砲したうえで刺殺するという事件が起きました．しかもポダーは事件を起こす前，心理療法場面でタラソフを殺しかねないような妄想を語り，治療者もポダーが銃を入手しようとしているとの情報を得ていたのです．

　事件の後，タラソフの遺族から，危険をタラソフに警告せず，ポダーを入院させなかったとして訴えが起こされました．地方審での判決，控訴審を経て，最終的には1976年，カリフォルニア州最高裁判所が「重大な暴行の危険が患者に存在していると治療者が判断するか，あるいは専門職の基準に従って判断すべき場合には，このような危険から予想される犠牲者を保護すべく合理的な注意を行う義務がある．この義務の履行は事例の性質に基づいて治療者が種々の措置をとることを要求しうる．従って，治療者はその状況に必要な措置が何であれ予想される犠牲者に危険を通報し，警察に通報すること

が要求される.」との判決を下したのです.

　これがタラソフ原則とよばれるものです．第三者警告義務，第三者保護義務ともいいます．わが国ではまだこうした判例をみませんが，タラソフ原則は国際的な基準になりつつあるとされています．

　人命に関わる場合は，事態についての冷静で正当な評価と適切な対処に加えて，至急の判断も必要になるのです．ある法に抵触する可能性があっても，1つの対策を講じなければならない場面は存在します．冷静な選択による決断を行うことができるのは，専門家なればこそです．それをなしきることは，専門家である援助者に求められる責務であるといってもよいでしょう．

● 規制薬物の使用

　警察への通報ということに関しては，薬物依存への対応もよく議論になる事柄です．薬物依存症者など規制薬物乱用者への働きかけには，大きく分けて取締処分と援助の2つがあると考えられます．

　平井愼二[22]は，援助者としては，まずは薬物乱用者を広く受け入れ，援助を提供することを優先すべきとしています．しかし必要な例には，取締処分へのかかわりを勧奨するべきであると，冷厳な対応をすすめているのです．

　種々の機関が連携して薬物乱用防止を進める体系を整え，そのなかでの自らの職務の役割を把握し，対象に応じて，援助，かかわりの保持力，抑止力の3要素を提供する相談指導を進めることが必要です．このようなシステムを把握したうえで，援助者の立場として，いかなる援助をなしうるのか，どのようなときに別種の対応につなぐべきかを，あらかじめ考えておく必要があるでしょう．

● 個人情報保護法

　「個人情報保護法」ができてから，必要な情報が得にくくなった，あるいは

情報提供が難しくなったという声を聞くことがあります．

しかしながら，個人情報保護法第16条には「利用目的による制限」が記されているのです．その3と記される条項には「人の生命，身体又は財産の保護のために必要がある場合であって，本人の同意を得ることが困難であるとき」，「公衆衛生の向上又は児童の健全な育成のために特に必要である場合であって，本人の同意を得ることが困難であるとき」などは「適用しない」とも記されているのです．

援助者の仕事の目的は，困難に遭遇した人の生命を守り生活を高めることにあることは繰り返し述べてきました．正当な判断の下での，責任をもっての決断と実行は，行わなければならないのです．それが，専門家というものの責務です．援助者の努めです．情報の提供に関しても，この立場から考えれば，悩みながらもすべきことが何であるかは見出せるでしょう．

ストーカー行為

●ストーカー行為の基本

援助者が患者や相談者につきまとわれ，自宅まで追跡されることがあります．住所を調べられ，訪問されたり周辺を徘徊されたりする例もあります．援助機関や施設に，クレーマーから連日連夜，電話がかかってくるといったこともみられます．怒鳴るだけの電話や，執拗に繰り返される無言電話もあるでしょう．

2000年になって「ストーカー行為等の規制等に関する法律」（ストーカー規制法）が制定され，その後の改正等の法整備も進んできました．この法律で「ストーカー行為」とは，「同一の者に対し，つきまとい等を反復してすることをいう」とされています．その「つきまとい等」は，「特定の者に対する恋愛感情その他の好意の感情又はそれが満たされなかったことに対する怨恨の感情を充足する目的で，当該特定の者又はその配偶者，直系若しくは同居の親

族その他当該特定の者と社会生活において密接な関係を有する者に対し，次の(中略)行為をすることをいう．」とされています．

その該当行為を，法律に書かれているとおりに転記してみましょう．

1 つきまとい，待ち伏せし，進路に立ちふさがり，住居，勤務先，学校その他その通常所在する場所(以下「住居等」という．)の付近において見張りをし，又は住居等に押し掛けること．
2 その行動を監視していると思わせるような事項を告げ，又はその知り得る状態に置くこと．
3 面会，交際その他の義務のないことを行うことを要求すること．
4 著しく粗野又は乱暴な言動をすること．
5 電話をかけて何も告げず，又は拒まれたにもかかわらず，連続して，電話をかけもしくはファクシミリ装置を用いて送信すること．
6 汚物，動物の死体その他の著しく不快又は嫌悪の情を催させるようなものを送付し，またはその知り得る状態に置くこと．
7 その名誉を害する事項を告げ，又はその知り得る状態に置くこと．
8 その性的羞恥心を害する事項を告げ若しくはその知り得る状態に置き，又はその性的羞恥心を害する文書，図画その他の物を送付し若しくはその知り得る状態に置くこと．

当然といえば当然なのですが，法律を作るにあたって丹念な事例の蓄積と検討をし，法文化したものと考えられます．例示された行為の多様さと醜悪さに，あらためて「ストーカー行為」の暗い執拗さと卑劣さを感じさせられます．

● **ストーカー行為の事例と対応**

次に，具体的な援助者へのストーカー行為の事例を確認し，対応について考えてみましょう．

第 3 章 援助過程における危機とその対応

事例▶5 29歳／女性／保健師

「同様の訴えの電話が毎日続いて困っています」

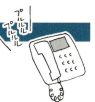

　X年10月2日．電話相談があった．相談者は，34歳男性．はじめての相談である．「勤めていた会社の社員が，自分の悪口を言いふらした．社内ばかりでなく，取引先にも悪口を言われた．その結果，やめたくなかったのにやめさせられた．会社の仕打ちがひどい．そのことが頭から離れず，イライラして何もする気が起きない」という内容だった．

　それから，同様の訴えの電話が毎日続き，1か月で300回を超えた．

　最初の電話を受けた自分の対応が悪かったのではないかと繰り返し思う．毎日，職場も落ち着かない感じで，みんながイライラしているのがわかる．課内で話し合い，自分は電話をとらないことになったが，申し訳ない．

　X年11月．相談者に助言しても，来所をすすめても，ことごとく「できない」「必要ない」と拒否する．それでも毎日，多いときは1日に100回以上も電話してくる．

　X年12月．課長が対応し，1日30分だけ話を聞くということになる．しかし，その約束が守られたのは2日だけだった．その後は，「頭を割ってやろうか」「馬鹿野郎」「役に立たない職員を処分しろ」と怒鳴るばかりである．

　X＋1年1月．夜間対応の留守電で案内される課長代理宅へ，真夜中に頻々と無言電話がかかるようになる．同時期から，他の管轄外の5か所の保健所にも，罵声のみの電話がかかるようになる．

　中旬には，自宅の近くに長い間停まったり，繰り返し通る車があるのに気づいた．

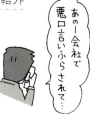

憂うつで，ぐっすり眠れない日が続いた．来所者には笑顔で接するようにしていたが，自分でも不自然さを感じていた．
　この間，関係部課やほかの保健所との協議が繰り返され，上司が警察との相談を行っていた．
　架電状況を丹念に記録し，退庁時には，みんな一人では駐車場へ行かないようにしていた．

　こういった問題の場合，まずはこの電話が援助を求め行う，援助関係といえる内容なのかを判断しなければなりません．罵声の電話では，援助，支援にはなりえないのです．無言電話も，繰り返すようなものは妨害行為でしかありません．迷惑行為あるいは犯罪ではないか，冷厳に検討しなければならないでしょう．援助機関には善意の人しか接近しないと考えるのは，お気楽な願望でしかないのです．
　援助者，そして援助をする機関は何とかして，本来の援助という関係に復元しようと努力します．しかしそれが迷惑行為かどうかは，可能な限り早めに見極めをしたいものです．ストーカー行為は，依存の側面が強いと考えられます．受け入れられたと思えば，「さらに，もっと」となるのです．エスカレートすることがあっても，通常の説得や説諭では効果はありません．犯罪には犯罪としての対応しかないのです．
　迷惑行為に関しては，まずはどのような被害が生じているのかを，丹念な記録とともに明確にしていかなければなりません．架電時刻，長さ，語調と内容，対応，終了の状況と時刻などです．
　援助者に対するストーカー行為の場合，ストーカー規制法でいう「つきまとい等」は，昼夜を問わず行われることが多いようです．すなわち，被害者となった援助者のみならず，援助者の所属機関や施設の活動中に，直接，間接の影響を与える形で行われます．その場合，組織に対しての「公務執行妨

害」や「威力業務妨害」に相当したり，「脅迫」「傷害」「名誉棄損」などの法に触れる行為，すなわち，さらに別の犯罪が重なると見なしうることになります．組織としての対処が絶対に必要であり，また，警察への相談や通報を躊躇してはならない犯罪行為なのです．

重要なのは，ストーカー行為は援助者個人に対する迷惑行為と考えるべきではない，ということです．援助という，この社会で行われている営為への悪用，歪曲，そして妨害です．悪質な挑戦といってもよいでしょう．

ストーカー行為の標的となった援助者およびその周囲の人の受ける被害，その所属する組織の被害は甚大なものがあります．目に見えない時間的な損失や心理的な負荷もきわめて大きいのです．

さらにその影響は，さまざまな形でほかの利用者にも及びかねません．直接，間接の悪影響が起こるからです．その結果，被害にあった援助者たちの健康を侵害し，この人間社会で行われている援助ということそのものを侵食する行為となります．

いずれにしても，ストーカー行為は援助者が一人で対応できることではありません．援助者自身も，自分だけで個人的に対処しようとしてはなりません．必ず，組織としての協議と対応が必要なのです．そして相談を逸脱した段階を見極めて，援助対応としては早めに打ち切り，警察への相談を考えるべきでしょう．

パーソナリティ障害

●パーソナリティ障害の基本

近年の世間を震撼させる事件のいくつかにおいて，しばしば話題になるのがパーソナリティ障害です．アメリカ精神医学会の診断基準「DSM-5」[23]でいえば，そのうちのB群人格障害と分類される反社会性人格障害，境界性人格障害，演技性人格障害，自己愛性人格障害が想定されます．このなかで援助

者が日常最も多く出会うのは，境界性人格障害（ボーダーライン人格障害）です．

なおWHOの国際疾病分類「ICD-10」の翻訳[24]においては最近，人格障害に替えてパーソナリティ障害の訳語が使用されています．表現としてはこちらのほうがより適切であると考えられます．「人格」という言葉からは，「人格者」「人格高潔」「人格に問題がある」などが想起されます．一種の価値意識がつきまとってしまうのです．ともあれ「ICD-10」に従えば，境界性人格障害（ボーダーライン人格障害）は，現在は情緒不安定性パーソナリティ障害境界型（以下「境界性パーソナリティ障害」）と表記されています．

さて，パーソナリティ障害とは，そもそもどういうものなのでしょうか．

十人十色とはいうものの，通常の人間には，そう大きな偏りやずれはないものです．多少のずれがあっても，譲り合ったり歩み寄ったりして付き合っていけます．一方パーソナリティ障害は，このずれや偏りが大きく，譲り合いや歩み寄りができにくいといえます．普通はだいたい丸いはずのパーソナリティに，かなり目立つ凹凸があるというわけです．アメ玉と金平糖を思い浮かべてみてください．アメ玉が一般の人間で，金平糖がパーソナリティ障害．そして金平糖のでこぼこの様子の違いによって，上のような類型化がされていると考えてよいでしょう．

● 境界性パーソナリティ障害

境界性パーソナリティ障害の概略の理解には，前述した「DSM-5」をみてみるのが便利でしょう．汎用され，かつ簡明に記された診断基準です．

この「DSM-5」においては，「対人関係，自己像，感情などの不安定性及び著しい衝動性の広範な様式で，成人期早期までに始まり，種々の状況で明らかになる」とされています．そして，「見捨てられることを避けようとするなりふり構わない努力」，「理想化とこき下ろしとの両極端を揺れ動くことによって特徴づけられる，不安定で激しい対人関係」，「同一性の混乱」，「衝動

性」など9項目を示し，そのうち5つまたはそれ以上があれば，境界性パーソナリティ障害の診断が下されることになるのです[23]．

しかしさらに簡潔に，春日武彦[25]が典型的症状としてあげているのは，次の2つの項目です．

1 他人と，ほどよい付き合いを長く続けていけない．
2 衝動をコントロールしきれない．

すなわち，境界性パーソナリティ障害のこの2つの特徴のゆえに，援助関係が成り立たなかったり，撹乱されることになるのです．

かつて中井久夫は境界性パーソナリティ障害の診療について，次のように記していました[26]．境界性パーソナリティ障害の患者が精神科の診察室に登場しはじめ，精神科医自身がそうした障害についてさまざまな（ほとんどは苦しい，辛い）経験を重ね，認識を深めはじめた1980年代のことです．

　実際，患者の要求は途方もないもので，治療者の時間を無限に使うだけならまだしも，貞操や生命がかかっていたり，治療者の家族がこわれそうになるようなことさえある．精神科医をやめた人のやめる契機には境界例の治療が多い．
　他方，精神療法を受けた境界例患者の自殺も無視できない率ではないかという疑いがある．
　双方ともに死屍累々というのがおおげさでないほどではなかろうか．

医療の世界のことなのに，悲惨としかいいようのない事態です．なぜ，このようなことが起こるのでしょうか．境界性パーソナリティ障害のはらむ深い問題が感じられます．これはまた，治療関係，援助関係において生じがち

な失敗や落とし穴を，代表的に示す例と考えることもできるでしょう．共依存など，境界性パーソナリティ障害との援助・被援助関係において生じやすい不適切な関係については，次項で検討しています（p.29参照）．

ともあれ，このような悲惨な体験と研鑽を経て，少なくとも精神科医たちは，境界性パーソナリティ障害に関する学びと対処をかなり深めてきました．そうした成果は，教科書[27]などでも広く伝えられるようになったのです．

●境界性パーソナリティ障害への対応

この障害をもつ人が現れるのは，もちろん精神科の外来だけではありません．地域精神保健活動でも，しばしば困難事例として援助者を悩ませることになります．春日武彦によるテキスト[27]は，大いに参考になるでしょう．

また彼らは，役所の窓口にも登場します．ときにはストーカーに変貌していくこともあるのです．築島健の論考[28]は，苦い記述の中に実例や対応がわかりやすく示されていて，とても参考になります．目の前の実際の事例のあれこれと照合しながら，これらの資料に学ぶことは役に立つでしょう．しかし，援助者個人での勉強だけでは，文字通り片手おちです．

援助の場では，しばしば複数の人，さらに複数の組織・機関が関与することになります（そのように，させられてしまう，といったことも多いのですが）．かかわる人の間で事例検討会（ケースカンファランス）など，分析し対応を協議する場を作ることが重要になります．さらに，一定の方針を立てた後も情報交換を絶やさないようにすることが大切です．

境界性パーソナリティ障害は，通常の医学的治療では手に負えません．指導や訓練，教育などでは，即効的な効果はまず期待できないのです．期待しうるのは「時間」の力です．それも週や月の単位ではありません．何年，何十年という話になるのです．対応としては，「何とか付き合う」ことしかない，ということになります．

したがって，援助における境界性パーソナリティ障害への対応を一言で示すなら，後に記すように「治療関係・援助関係について常に自覚的であること」です．「距離の設定」や「枠」と言い換えることもできるでしょう．援助関係の枠組みのことです．

本来ならば，相手が境界性パーソナリティ障害であることに気づく以前に，援助者はこの枠組みに自覚的でなければなりません．ところが，それが援助者にとっては難しいのです．このタイプのパーソナリティ障害の人たちは感覚が鋭く，相手の心理を読むことが上手です．そつがなく，相手に取り入りやすく，援助者にとって一種魅力的な側面をもっています．その分，共依存の危険がきざすのです．

さらに，多くの場合，彼らははじめごく普通の身体的な症候や，よくある困りごとといったものを訴えて現れるにすぎません．ところがしだいに問題の中心が変わってきたり（これ自体は相談ではよくあることではあるのですが），援助関係が捩じれてきたりするのです．そして気がついたときには，中井の指摘したような苦闘が始まってしまっている，という仕儀に至ります．

援助者が境界性パーソナリティ障害への対応を誤ってしまうのは，そもそも援助者側の共依存を起こしやすい姿勢ともつながっています．援助したいという援助者の態度に，境界性パーソナリティ障害のもつ「相手に依存し支配しよう」という特性が絡みついてくるのです．

より具体的に取りやすい援助姿勢としては，世間一般の「常識」（「援助者の」，では決してない，「世間の」です）に基づく判断を，面接やそのほかの援助行為にあたって繰り返し繰り返し想起することといえるでしょう．

■ 自　殺

自殺対策は喫緊の課題です．わが国では1998年から自殺者が3万人を超えてそのまま推移し，2012年に15年ぶりに3万人を下回りました．しかし，

その数は欧米先進国と比べてなお高く，また，15〜39歳の死亡原因の第1位を占めています．元来，援助業務は直接的にも間接的にも自殺に関わる可能性が高いため，自殺対策には十分な知識をもち，適切な対応をしなければなりません．

2006年に「自殺対策基本法」が制定され，2007年には「自殺総合対策大綱」が策定されました．この大綱は2008年の一部改正ののち，2012年，2016年にも改正が行われています．そのほか，自殺対策の各種のマニュアル[29,30]が作成され，自治体ごとに関係機関を対象とする手引き[31]なども発行されています．自殺対策として，社会全体の問題としての広い取り組みが求められているのです．

その一方で，援助の場面においても，自殺という問題にさまざまな形で深くかかわる状況になっています．まずは電話相談における事例を見てみましょう．

事例 ▶ 6 〔41歳／女性／臨床心理士〕

「死にたいと言われて，名前も何も聞かなかった．聞けなかった…．仕事が手につかない…」

8時30分，業務開始早々の電話だった．

「…………」

―― どうぞお話しください．

「…………」

「どうしたらいいか，わからない……」（女性．20代後半だろうか）

「どうしたらいいかわからない……死にたい」（希死念慮だ）

「どうしたらいいかわからない」

――お辛そうですね．

「やっぱり……どうしたらいいかわからない」

「でも家族に迷惑かけるし」

――お辛いですね．

「先に逝かせてしまった」（夫が自死したのか）

「わたしの責任だと思う……」

――悲しいですね．

「死にたい」

――辛い，ですね．

「どうしたらいいか」

「やっぱり……」（言葉は少し続けて出てくるようになった）

「やっぱり……」

――こちらへ来ていただいてお話をすることも．

「でも，取り乱してしまいそうだし……」

「発狂したら，と思うし……」

――それほど，お辛いのですね．

「どうしたら……」

――お話うかがいますよ．

「どうしたら……」

「…………」（長い沈黙）

「また，電話します」

――ぜひにまた．

「…………」

――お待ちしてますね．

　電話は静かに切れた．30分経っていた．

　これでよかったのだろうか．来所を勧めたのは失敗でなかったのか．またかけ

てくれそうには思う．でも，大丈夫だろうか．かけてこなかったら……．

　名前も何も聞かなかった．聞けなかった．せめて連絡先を聞くべきでなかったのか．自殺に至ったらどうしよう．

　もっと続ければよかった．続けられたのではなかったか．

　繰り返し思い返して，なかなか次の仕事が始められなかった．

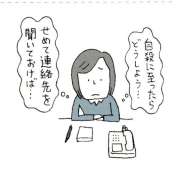

● 自殺念慮

　相談や面接で自殺念慮が語られるのは，精神科診療や精神保健分野に限ったことではありません．

　松本俊彦[32)]は，自殺念慮の評価について検討すべき事項を示しています．自傷・自殺企図歴，近親者の自殺歴，精神・身体疾患，セルフケア，事故傾性，周囲の支援状況などの，いわゆる自殺のリスクファクターを示しているのですが，それらの前に，まず自殺の確信度，具体性・計画性を検討すべきとしています．自殺念慮の強さを把握し，実行への準備状態を確かめるのです．

　精神科医以外は，自分が自殺という言葉を口にすること自体に躊躇を感じるようです．しかし，自殺の願望の強さ，方法や準備について確かめることは非常に重要です．きちんとした話題にするならば，それが自殺を後押しするといった懸念はいらないのです．

　精神科医は，実は毎日といってよいほど抑うつ状態の患者に出会い，診察でこうした確認を行っています．自死への思いがどのようであるかを尋ね，それへの気持ちと考え方を確かめることが，治療と支援に必要だからです．

　さらには，どのようなことが自殺を押しとどめているのか，何が自殺企図を阻んだか，を聞くことはきわめて大切です．本人を生へとつなぎとめてい

るところに，支援の手がかりが隠れているからです．

● **自殺企図**

　援助してきた人が自殺企図に及ぶことがあります．援助の過程で，面接で，自殺念慮が話題になっていた場合もあるでしょう．けれど反対に，突然にその事実を知ることになる，といったことも少なくないのです．
　衝撃です．援助者の心と頭には，さまざまな思いと考えがよぎっていきます．

　何があったのだろう．
　ともあれ死ななくて良かった．
　どうしてこんなことをしてしまったのか．
　まるで，自分へのあてつけみたいじゃないか．
　どこがいけなかったのだろう．
　あれほどやめるように言っておいたのに．
　正直言って，もう会いたくない．
　自分のやっていることなど，結局役には立たないのだろうか．
　これでは，この人の援助は続けられない．
　自分の援助の仕方のどこが悪かったのだろう．
　もう援助者失格だ．
　家族が，どうしてもっとしっかり見ていてくれないのだろう．
　もう，この人をみていく自信がない．

　さまざまな想念が渦巻くに違いありません．しかし，それを急いで整理する必要はないのです．
　ただ，「死ななくて良かった」，そのことだけははっきり伝えたいものです．
　びっくりした，悲しく思った，そうであったなら，そういう言葉も素直に

伝えるべきでしょう．

　確かめておきたいのは，自殺企図の前とその後，今の当人の心の中の違い，変化，そういう何かがないかどうか，です．もしあるなら，どういう変化が起きているかを，しっかり聞いておきたいものです．

　そのあとは，「同行」の意思を確認し，援助を続けていくことになります．

● グリーフケア

　自死遺族の支援，グリーフケアも重要な課題です．しかもこれは，援助者にとっても非常に負担の大きな援助の1つです．必ず，個人的にも，組織的にも準備された態勢のもとになされなければならない援助です．

　清水新二[33]は，うつ病やアルコール依存症の専門家でさえも，あるいはどれほど高度な防止システムがあったとしても，家族や親しい関係にある個人にはどうしても防げない自死というものがあると指摘しています．「どうしようもない不幸，不条理，無常としか言いようのない」こととしての自死です．

　この誰の非でもないという「免責性」が，自死遺族に寄り添うケアを支える精神であるといいます．自死遺族に対して，この「免責性」を心の深いところで共有しつつ，静かに寄り添っていく姿勢がグリーフケアという援助ではないかと考えられるのです．

　そして，グリーフケアにおいては，援助者，スタッフの「わかちあい」も必須の準備です．相談をはじめとする自死遺族支援の後には，短時間でも必ずミーティングがもたれなければなりません．二次的外傷性ストレスに対する対策が講じられなければならないのです．援助者一人が個人として抱え込むことにならないよう，組織としての支援の態勢が絶対に必要です．

● 自殺既遂

　現実に，患者や相談者の自殺が起こることがあります．

高橋祥友[34]は，医療者は患者やその家族に対する心のケアを常に考えているのに，いざ自分が問題を抱えたときにどのように対処するのかという点に関しては，準備ができていないと指摘しています．次章に検討する組織のあり方や感情労働に関する対策は，自殺をめぐってはことに重要です．

高橋は，患者が自殺した際の医療者の心理的動揺とそれへの具体的な対策について詳しく述べています．そして，「全力を尽くして自殺の危険の高い患者の治療にあたっても，必ずしもその努力が報われる場合ばかりではない．しかし，医療者が死からしか学べないこともあるとするならば，それから目をそらさずに謙虚に学ぶ姿勢こそが大切」であると述べています．

「免責性」を遺族と共有しつつも，専門家としては，真摯な学びのまなざしを「死」に，そして自らの行ってきた「援助」そのものにも向けなければならないのです．その際，ここでも，一人で抱え込むのではなく，ともに仕事をしている仲間とのわかちあい，共有が大切です．状況を丹念に振り返り，構成員が皆で組織として検討し，今後の仕事に生かすこととして考え合うのです．

第4章

援助者として
働き続けるために

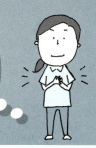

　援助者とその援助過程には，これまで見てきたような種々の危機が現れうるものです．具体的に列挙しましたが，その1つひとつについての細かな対応ということでは，不十分のそしりを免れず，隔靴掻痒といわれるかもしれません．

　しかし細かな対応について記すことは，実際には非常に難しいのです．たとえば「クレーマー」が登場したとして，そこには援助者としての応対や技量，当人の精神病理，組織の構造や対応システム，医療構造や社会情勢，さらには「訴訟社会」とよばれるような時代の風潮[18]などが絡みあっています．実際に起こった事例に対しては，それらを細かく具体的に解きほぐしていかなければなりません．努力が必要ですし，実際の危機は個別性が大きいのです．そしてその個別性のなかに，あるいは事例の特徴のなかに，対応・解決のポイントが存在するのです．個別性にこそカギが隠されているといえるでしょう．

　個々の事例に対処するためには，細かな情報の収集，分析，解きほぐしが必要です．つまり，現実の対応や予防のためには，多面的，重層的な検討を行い，それに基づいて対策を立てなければなりません．

　また，個別の援助，たとえば精神保健相談[35]であれ，電話相談[36,37]であれ，よい学びの手がかりとなる成書も多くあります．援助者にとっての基本的な学習の一つとして，それらの資料を活用し積極的な準備として学んでいくことが必要です．2011年の東日本大震災の際に，非常時には平時にできるこ

としかできないのだということが，改めて語られていました．だからこそ，普段からの取り組みが重要なのです．

この章では，援助者として仕事をし，その職業生活を継続していくうえでの根本的な問題を検討したいと思います．援助者にかかわるいくつかの構造的なあり方，また頻度の多い躓きの石となる事柄を取り上げ，その対応について重点的に考えていくことにします．

援助者として働くこと

看護社会学者であるジェームスは，看護の仕事であるケアを次のように定義しています (James, 1992)[38]．

ケア＝組織＋肉体労働＋感情労働

なるほど，と納得できるものです．これについて武井麻子[14]は，ケアをよくしようと思えば，感情労働としての看護を評価すると同時に，組織のあり方をも変えていかなければならないと強調しています．

これにならえば，援助を次のように表すことができるでしょう．

援助＝組織＋頭脳労働＋感情労働＋肉体労働

この方程式の解を導き出すためには，重層的な構造ゆえに，多様な角度からの検討が必要になります．しかも，時代と社会の状況をも見すえての計算を組み合わせなければならないでしょう．援助という仕事は，もとよりこの現実の社会の中での営みであるからです．

援助を業とするのは，そしてそれを健康的に続けていくのは，個人としての工夫と努力だけでは難しいものです．組織としての真摯で積極的な取り組みが不可欠であると考えられます．個人としての，一人の人としての取り組みである援助と，それを支える組織というもののあり方とを，必ず並行して考える必要があります．

頭脳労働に関していうなら，援助にあたっては冷静な判断と，適正な援助方法の選択と，適切な実践が必要です．援助はぼんやりと，自動的にできるようなことではありません．

近年，医学領域ではEBM (evidence-based medicine) といったことが強調されています．科学的根拠に基づく医療の提供のことです．裏づけのある治療が求められているのです．

これは，地域生活支援についての実証的な評価と計画と実践を目指す，ケアマネジメントの提起[39]などとも通底するように思われます．ケアマネジメントは簡単にいえば，次のような基本過程をたどることで実践されるのです．

1　対象把握（スクリーニング）
2　アセスメント（情報収集・整理，ニーズの明確化）
3　計画策定（ケアプラン作成，利用者・援助チームによるケア会議）
4　介入（サービス）
5　モニタリング・フォローアップ
6　評価（再アセスメント，フィードバック）

この評価，計画（対象把握，アセスメント，計画策定），実践（介入），モニタリング，再評価といった作業を繰り返すことで，適切で合理的な援助を行っていこうとするものです．本来，漫然とした援助などは許されるものではありません．

そして感情労働に関しては，援助者の遭遇する危機の根幹ともなるものです．それらの危機に対する整理と考察については，「感情労働」の項 (p.21) を参照してください．

　肉体労働については，昨今の医師や看護師の過労死，過労自殺などの事案から，医療が聖職や自己犠牲によるものではなく，本来的には労働であるという再認識が行われるようになってきました．医療崩壊，看護崩壊といわれる状況に関しては，残念ながら，その具体的な対応はなお不透明といわざるをえない段階です．「働き方改革」が叫ばれるなかで，2017年からようやく厚生労働省で「医師の働き方改革に関する検討会」での検討が始められ，その報告書が2019年3月にまとめられました[40]．今後さらに現実の状況の十分な検討が行われ，社会全体としての，適切で新たな医療労働観の提示と施策の実践が期待されます．タスク・シフティング（医師業務の他職種への移管）やタスク・シェアリング（業務の共用化）の検討にみられるように，それの有形，無形の影響は医師，医療のみならず，援助者すべての仕事にも及ぶと考えられるからです．

危機の回避と克服の手立て

　毎日の仕事のなかで，危機を予防しあるいは回避して，危機に陥る危険を克服していくには，どのようにすべきでしょうか．これまでもさまざまな危機への対応について述べてきたとおり，個人的な対応と組織としての対策は，どちらも欠かせないものです．この両面からの対処があってはじめて，危険を避けていくことができるのです．援助者個人の努力ももちろん必要ですが，組織の，すなわち所属する機関や施設としての明確な対応がなければならないのです．普段からの積極的な検討を，組織として進めておくことが求めら

第 **4** 章 援助者として働き続けるために

れます．

　まずはじめに，個人的な対応を考えてみましょう．援助者個人としては，日頃から次のようなことへの配慮が必要です．

- チームの一員としての良い人間関係
- 同業の友人のサポートを得ること
- 継続的な研鑽や訓練
- 家族や友人との安定した人間関係
- 心の健康づくり

チームの一員としての良い人間関係

　チームとしてのサポートの確保は非常に重要です．援助業務ではいわゆるチームワークでの日常業務が多いものです．それが十分な力を発揮するには，日頃のチーム内の人間関係を良好に保つことが前提条件になります．そのためには構成員のそれぞれの努力で信頼関係が作られていかねばならないのです．信頼しあい，支えあえる人間関係がチームとしての力を発揮します．

同業の友人のサポートを得ること

　また，専門家である以上，同業の友人をもつことが非常に大切になります．困ったことが生じたとき，いわばピアカウンセリングのように，仲間同士で支えあえるからです．事例2 (p.18参照) に示した相談のようなことです．仕事のことがわかってもらえていれば，適切なアドバイスも得やすいでしょう．こうした友人を得るためには，職能団体に所属したり，関連の学会に参加し，それらの開催する研究会，研修会に出席することが有意義だと考えられます．

79

▌継続的な研鑽や訓練

　一方では継続的な研鑽や積極的な学習，訓練も大切です．専門的な修練のため，スーパーヴィジョンとして指導者から教育を受けることもあるでしょう．

　援助の仕事はどれも，これで良い，という決まった正解はありません．常に向上を目指す努力が求められます．知識も，技術も，です．そしてそうした努力を実地に活用できることが，自分と自分の仕事を支える自信にも結びつくのです．この点でももちろん，上記の研究会，研修会は役立ちます．

▌家族や友人との安定した人間関係

　家族や友人との安定した人間関係は大切です．仕事のことだけでなく，ワークライフバランスにも配慮すべきでしょう．安定した個人生活，家庭生活があってこそ，健康的に仕事に向かえるのです．健康的な仕事のためには，自らの生活，人生についての考え方や，仕事に対する考えのありようが大きく関わってきます．

　変動の大きい社会であり，またその中でライフステージを踏んでいくからには，考え方の変化も起こることでしょう．援助者としてだけでなく，生活者としての職業生活を，ときどき意識的に振り返るべきです．

▌心の健康づくり

　日頃から，自分の心身を健康に保つ心の健康づくり，あるいはセルフケアが重要です．これについては，のちに詳しく具体的な提案を記したいと思います（p.91）．

援助者の育成と保護

前節「危機の回避と克服の手立て」(p.78) では援助者個人による危機回避のための配慮についてお話しましたが，ここでは組織側が，援助者を育成し，働いてもらう際に理解しなければならない次のような点について説明します．

- 専門家として育てる
- 安全を守る
- 事故対策
- 健康を守る

専門家として育てる

組織としては，援助者を専門家として育て，さらにそれぞれの能力を高めていくことが重要です．それにより組織自体が大きく育っていきます．

援助の職場，すなわち保健，医療，福祉の職場では，中間管理職はもちろん，より上位の管理者も援助者としての資格とキャリアをもつことが多いものです．さまざまな業界があるなかでの，職場としての大きな特徴といえるかもしれません．これは援助者の仕事や状況についての理解や，適切な対応という面で大きなメリットになるでしょう．それだけに，管理者としての対応や組織としての専門家育成への対策はきわめて重要でもあります．

安全を守る

　組織は，労働者としての援助者の安全と健康を守る責任があります．安全配慮義務が課せられているのです．そのためには，労働安全衛生法に基づき，安全委員会，衛生委員会，安全衛生委員会による定期的な点検，検討，対策の立案が重要です．さらに事故対策委員会といったものを作り，日頃から組織全体で，危機対応についての意識化や学習をしておくことが望まれます．管理者だけでなく，常に構成員全員が危機に対応する用意をしていなければなりません．さらに，問題や事故が発生したときに，それを個人の問題として援助者が抱え込むことなく，報告しやすく相談しやすい態勢，環境を整えておくことが重要です．

事故対策

　2014年の医療法改正によって，一般社団法人日本医療安全調査機構が作られ，医療事故調査・支援センター事業が行われています．ここでいう医療事故は「提供した医療に起因し，又は起因すると疑われる死亡又は死産」とされていて，きわめて重大な事故のみを扱っていますが，組織として参照しておくべきことは多いでしょう．そして，そこからの学びを活かし，自分たちの組織のシステムに適合した形での安全対策，事故対策をしっかりと構築することが重要です．絵に描いた餅では何にもなりません．

　さらにいわゆるヒヤリ・ハットに関しては，公益財団法人日本医療機能評価機構が医療事故情報収集等事業を行い，年報や報告書を発行しています．いずれも医療のみに関するものですが，保健や福祉の領域の組織でも参考になることは多いでしょう．

健康を守る

　さらに，1つの具体的な提案を見てみてみましょう．第1章の「援助者の実

状」(p.4) で, 公益社団法人日本医師会「勤務医の健康支援に関するプロジェクト委員会」のアンケート調査報告書[3]の一部を紹介しました. その後, この委員会はさきの調査結果を受けるかたちで,「勤務医の健康を守る病院7カ条」(表5)と「医師が元気に働くための7カ条」(表6)を提示しています[41,42]. それぞれ病院, 医師とは記されていますが, 保健や福祉の施設, 機関, そしてそこで働く援助者にも十分参考になるものだと思います. 援助者として働くとき, 種々の職種はありますが, 共通点は多いものです. 参考にし, 組織, 所属の実情や状況に合わせたものに改変して, 利用することも可能でしょう. また, このように2つの「7か条」が示されているのを見れば, 健康的に仕事を続けるためには, 個人的な配慮とともに, 組織的にもしっかりと対応すべきことがよく理解できます.

表5 勤務医の健康を守る病院7カ条

その1 医師の休息が, 医師のためにも患者のためにも大事と考える病院
必要な睡眠時間や少なくとも週1回の休日がとれる体制が必要です.

その2 挨拶や「ありがとう」などと笑顔で声をかけあえる病院
挨拶から始まる良好な人間関係こそが職場の財産です.

その3 暴力や不当なクレームを予防したり, 組織として対応する病院
事例の多くは組織的対応により予防や早期解決が可能です.

その4 医療過誤に組織として対応する病院
医師個人の責任ではなく, 組織としての対応が医師・患者に必要です.

その5 診療に専念できるように配慮してくれる病院
業務の効率化・補助者の導入などで負担が減ると, 診療の効率もあがります.

その6 子育て・介護をしながらの仕事を応援してくれる病院
柔軟な勤務時間, 妊娠, 育児中の勤務軽減, 代替医師の確保が望まれています.

その7 より快適な職場になるような工夫をしてくれる病院
清潔な仮眠室や休憩室, 軽食がすぐに食べられると元気がわきます.

(日本医師会 勤務医の健康支援に関するプロジェクト委員会, 2009. より転載)

表6 医師が元気に働くための7カ条

その1	睡眠時間を充分確保しよう	最低6時間の睡眠時間は質の高い医療の提供に欠かせません. 患者さんのために睡眠不足は許されません.
その2	週に1日は休日をとろう	リフレッシュすればまた元気に仕事ができます. 休日をとるのも医師の仕事の一部と考えましょう.
その3	頑張りすぎないようにしよう	慢性疲労は仕事の効率を下げ,モチベーションを失わせます. 医療事故や突然死にもつながり危険なのでやめましょう.
その4	「うつ」は他人事ではありません	「勤務医の12人に1人はうつ状態」. うつ状態には休養で治る場合と,治療が必要な場合があります.
その5	体調が悪ければためらわず受診しよう	医師はとかく自分で診断して自分で治そうとするもの. しかし,時に判断を誤る場合もあります.
その6	ストレスを健康的に発散しよう	飲んだり食べたりのストレス発散は不健康のもと. 運動(有酸素運動や筋トレ)は健康的なストレス発散に最も有効です. 週末は少し体を意識的に動かしてみましょう.
その7	自分,そして家族やパートナーを大切にしよう	自分のいのち,そしてかけがえのない家族を大切に. 家族はいつもあなたのことを見守ってくれています.

(日本医師会 勤務医の健康支援に関するプロジェクト委員会, 2009.より転載)

組織とチームワーク

　前節「危機の回避と克服の手立て」(p.78)で述べたような援助の計画策定(ケアマネジメント)では,近年,当事者,利用者も加わってのケア会議の重要性が強調されています.援助業務は,実行場面ではほぼ一対一の形で行われる特徴をもっています.しかし全体を見れば,援助業務は個人的行為として行われるわけではなく,医療機関にしろ行政組織にしろ,組織として行う

サービスであることが基本なのです．

援助がチームワークの一環として行われることの重要性は，きわめて大きいと思われます．ある一人の援助者のみを危険にさらすことは，あってはならないのです．だからこそ援助者個人にとっては，自らの仕事に多くの人の助力を確保できるという利点は，大きな幸いと考えるべきでしょう．

援助の体制

援助がチームワークの一環である以上，組織としての援助業務を考えておかなければなりません．組織としての業務にあたっての計画と実行の過程を，図5にまとめました．

まず準備として，可能な限りの情報を集め，適切な評価を行い，方針を定めます．そのうえで，実際の援助にあたっての態勢を整えるのです．

たとえば，家庭訪問について考えてみましょう(p.49 参照)．まず，家庭訪問という援助形態が真に必要なのかどうか，適切であるのかどうかを検討し

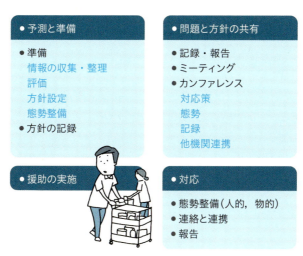

図5　組織としての対応

ます．さらに訪問する保健師が単独でよいのか，男性職員の同伴が必要かなども検討しなければなりません．対象となる家の家族関係，家族の状況も，可能な限り把握する必要があります．訪問の日時，時刻・時間帯，あてるべき時間の長さについて，また面談の場所や室内に置かれている物品の置き場所などを考慮し，援助の場の物理的な設定のあり方に配意することも重要です．

起こりうる状況の予測と，連絡手段の確保も忘れてはなりません．場合によっては警察などほかの機関との連絡，連携も躊躇すべきではないでしょう．

また，事後も非常に重要です．行ったこと，行えなかったことの記録・報告と，その十分な検討が大切なのです．

そして，それを「次」へと活かさなければなりません．次回の援助であったり，次の援助事例であったり，です．何といっても援助にとって，経験は宝なのです．

チームワーク

そもそも組織においては，問題と方針の共有が明確になされなければなりません．これは，チームワークが正しく力を発揮するための根本条件です．そのためのミーティングやカンファレンスの重要性と価値は，強調されすぎることはないと思います．

従来，病院看護では，日勤と夜勤の間に全員で情報を共有する「申し送り」という場がもたれてきました．日常的に行われるこの短時間の場が，いかに業務と，さらには看護師の健康の保持に有意義であったか，改めて考えられるべきです．

著者ははじめて精神科病院で病棟医になったとき，病棟の朝夕の申し送りに出ることを院長に教えられました．のちに大学病院で病棟医長であったときにも，時間のやりくりにはかなり苦労しましたが，朝夕のいずれかの申し送りには出席するように努めていました．

けれど電子化の進展とともに，申し送りが廃止になった病院もあると聞きます．武井麻子の言うように[14]，これは看護師の心身の健康を考慮しない点でも愚かな効率化といわねばならないでしょう．あまり明確な形では根づいていないようですが，保健や福祉の領域でもこうしたルーチンの短時間の顔合わせ，情報交換の場はぜひとも確保したいものです．

こうしたチームを実際に活動させるには，そのリーダー，すなわち部長，病棟師長，地域保健課課長など，チームの管理者の役割と責任がきわめて重大です．

中井久夫は，精神科医の精神健康について，ダグアウト（控えベンチ）としての「医局」，「わかちあいの会」，ホビー（趣味）の意義を述べていますが，加えて「指導的位置の精神科医の大きな責務の1つはスタッフの精神衛生のモニタリングと対処にあると考えている．さらに精神衛生的に好ましい雰囲気を作り，維持することである．」としています[43]．こうした配慮と日常的な努力は，病院精神科に限ったことではないでしょう．すべての援助者集団のリーダーに求められる責務です．

さきのミーティングや申し送りが，とりあえず「わかちあいの会」の機能をもつことができます．さらに病院勤務医にとっては，「医局」という場での雑談的な話も，そのような機能を果たします．中井のいうように，まさに一息入れ，態勢を整えなおす「ダグアウト（控えベンチ）」に違いありません．ホビーの価値についてはのちに触れたいと思います（p.95参照）．

情緒的支援

ここでさらに期待されるのは，職場における情緒的支援です．燃え尽き対策にも情緒的支援が重要であることは，以前から指摘されています．情緒的支援とは端的にいえば，自分の身になって心配したり，喜んだりしてくれるような，安心できる存在のことです．

著者らが行った調査でも，公立中学校教員の情緒的支援者保有尺度が，仕事の士気低下に負の相関がある傾向がみられました[44]．また，病院や社会福祉施設を含む中規模事業所の女性勤労者の場合は，人間関係がストレッサーとなり，ストレス反応，仕事の士気に大きく関わっていること[45]が明らかになりました．

　援助者においては，こうした情緒的支援を家族，友人，そしてできれば日々ともに働く同僚との間に用意できることが望まれます．仕事の場でそんなウエットなことを，などと思われるかもしれませんが，われわれは職場で1日8時間を過ごしているのです．実に1日の3分の1の時間です．もちろん，仕事にかかわる良好な人間関係をどのように確保していくかは個人的な課題でもありますが，もとより組織として取り組むべき責務でもあります．先に少し触れたパワーハラスメントなど（p.47参照）は論外で，組織として報告・相談のしやすい環境や，わかちあいの場などを整える必要があるでしょう．

慣れ・燃え尽きの対策

　慣れや燃え尽きの対策はこれまで，もっぱら個人的努力に任されていました．むしろ，自覚や積極的な対策への意識そのものが，きわめて乏しかったというのが実情です．

　長期間にわたり技量の練磨を続け，研究心を維持し，前向きに業務に取り組み続けるのは，たやすいことではありません．ともすれば仕事を「こなす」ようなことになりかねないでしょう．その結果，医療事故など「あってはならないこと」が起こったりするのです．

　そうならないためには，どうすべきなのでしょうか．以下，個別に解説します．

第4章 援助者として働き続けるために

■ 非日常への慣れ

この本のはじめに記したように，援助者が出会う援助を求める人たちは，実は，異常な事態に遭遇した人たちです．彼らを襲ったのは，痛苦です．困難です．人間関係の葛藤であり，被災であり，罹病です．悲惨な体験であり，落胆，絶望であり，ときには死でもあります．

援助者はこれらの事態に，毎日，仕事として向かいあっています．日常的に，非日常の出来事に出会っているのです．結果，「非日常」に慣れ，麻痺してしまいます．

「ああ，またか」
「この人も同じ」
「いつものだな」

その感情はある意味では正しいですが，別の意味では間違っています．

援助者にとっては日常的に現れることであっても，それは目の前にいる被援助者にとっては「非日常」のことなのです．われわれにとって日常茶飯のことが，当事者には人生上の一大事であるということ，このことは時々しっかりと，意識して思い返してみるべきです．こういった援助者と被援助者との意識の違いを認識することが，「慣れ」や「こなす」という感覚を防ぐための一つの手立てになると思います．

■ 記　録

慣れの克服は，さらに毎日の仕事の中で行わねばならないものです．そのためには，自らの行為の客観視の機会を意識的に作ることが求められます．日々行っている「記録」は，この意味でも重要です．単に仕事上で義務的に，決められているから行うことではないのです．書くこと，形ある記録にする

ことで，自分の行為が客観的なものになります．したことが，考えたことが，仕事が，目で見えるようになります．

さらに，よく使われる言葉なのですが，「振り返り」も重要です．日常的な「報告」のほかに，事例検討やケースレポートの機会は，積極的に利用したいものです．「事例」への個別の対応だけでなく，毎日の業務としての援助を俯瞰的に振り返り，援助者を良い方向へ導く手がかりが得られるでしょう．

契約ということ

さらに，援助は漫然と続けるべきではないということは重要です．本来的に援助も契約に基づく行為と考えるなら，しばしば「契約の更改」が検討されてもよいのです．

被援助者に逸脱した行動があった場合には，冷静な検討が必要です．これまでこうだったから，というのは，考えの怠惰というものでしょう．

このことに関しては，残念ながら実際が十分に及んでいる状況とはいえません．先に記したケアマネジメントの考え方と方法(p.77参照)は重要な手段です．

エモーショナル・リテラシー

一方で，援助という仕事が感情労働であるがゆえの疲弊が存在します．この疲弊が燃え尽きを招きます．

武井麻子[14]は，感情労働に携わる職種の基礎教育において，感情労働で自分を滅ぼさないように自分を大事にする教育が必要であるとしています．

つまり，自分の中の声に耳を澄まし，うわべの演技や作られた感情ではなく，身体感覚としての感情をつかむ能力，次に，感じとった感情を言葉にする能力，そして感情と思考とをつなげる能力，そのようなエモーショナル・リテラシー(感情を理解し使いこなす能力)を育む教育が必要だというのです．

武井はエモーショナル・リテラシーの具体的な方法として，プロセス・レコードを書くこと，カンファレンス，グループワークをあげています．これらは学生教育や新人教育のみならず，管理者や援助チームのリーダーによって，現任教育，定期的な研修，さらに日常的な検討会の場にも，積極的に導入されるべきでしょう．

心の健康づくり

さらに日常的な個人的対応として大切なのは，心の健康づくりを真剣に考えることです．これが援助者の危機を回避し，予防するための基本になります．問題が起きたときだけでなく，日頃のこと，日常の生活が大事なのです．著者が地域で健康教育に用いている「心の健康づくりの公式」（**図6**）は，援助者にもより意識的に用いられてよいと考えています．援助者ももちろん地域の住民であり，ストレス対処においては変わるところはありません[46]．

さて，心の健康を守り，さらに高めていくにはどうすればよいでしょうか．

心の健康の場合も，まずは身体の健康が土台になるといってよいでしょう．先に心身の不調による失敗と心身の健康管理の重要性を記しました（p.14参照）．心身一如や心身相関という言葉があるとおり，心と身体は別々のものではないのです．そのためにも，まずは規則正しいバランスのとれた食事を心がけたいものです．適度な運動は，気分転換にも役立ちます．また，きちんと休息，休養を取ることは，忙しい，そして夜勤や交代勤務のある援助者に

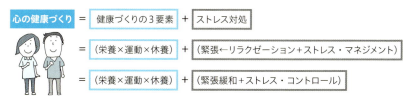

図6　心の健康づくりの公式

とっては特に大切なことなのです．

　また，心の健康を考えるときは，ストレスとどのように付き合っていくかが重要なポイントになります．ストレスは，だれにも，いつでも，どこでも存在するものです．援助業務にまつわる特有のストレスのさまざまについては，これまで詳しく見てきました．

　過剰なストレスが蓄積している場合は，心身ともに一種の緊張状態にあると考えられます．まずは，その緊張を取り除く必要があります．これを「緊張緩和」とします．昔からいう「ストレス解消法」がそれにあたるでしょうか．ただし「考えないようにする」や，アルコール飲用など逃避的な対処ではなく，より積極的な方法を選びたいものです．ゆっくり木々を眺めて散歩したり，趣味を楽しむこともよいでしょう．家族や友人など親しい人とのおしゃべりといったことでも，緊張をほぐす大きな効果があります．

　暇がない．とてもそんな時間がないという人がいます．本当にそうでしょうか．

　たとえば，体を洗うために風呂に入るだけならば，もちろん清潔の管理にとどまります．けれどそのときに，浴槽で思いきり手を，そして足を伸ばして大きな息を吐いてみる．そんなほんの十数秒をつくることもできないでしょうか．たったこれだけでも，自分の緊張をほぐす大切な機会になります．

■ ストレス・コントロール

　ストレス解消よりもさらに積極的に，前向きにストレスとの付き合い方を考え，実践していくことを「ストレス・コントロール（ストレス管理）」といいます．ストレスを否定したり逃げようとするのではなく，上手な対応を工夫することです．

　まずは，生活のなかで無理をしている部分がないかを振り返ってみましょう．そして毎日の日常生活のなかに，ストレス・コントロールに役立つこと

表7 ストレス・コントロール

● リズム	生活にリズムをつける：気分転換，休息，休日
● はなす	人と話す：談話，相談，ぐち，ぼやき
● うごく	じっとしていない：外出，散歩，旅行，動いてみる
● あそぶ	別の世界を作る：脱日常，遊び心，趣味
● こころ	精神状態を振り返る：知識，自分を知る，相談，対処

を積極的に取り入れたいものです（**表7**）．

　毎日の生活は，なるべくメリハリをつけて送ることを考えましょう．仕事そのものは，反復する作業や同じことの繰り返しが多いものです．慣れということが起こる原因にもなります．ですから，この点でも休息，休日の重要性を強調したいと思います．休みを入れることは，リズムをつくり出すことなのです．

　そして，休日は休日らしく過ごすことが大切です．仕事のことは頭から追い出して，平日とは別のことにしっかりと時間とエネルギーを使いたいものです．近年，過労死，過労自殺が大きく取り上げられています．「働き方改革」が言われだした大きな要因は長時間労働の問題でしょうし，著者の経験でも長時間労働と，それにプラスしての継続労働，連続勤務が大きなストレスを生む元凶だと思っています．何週間もぶっ続けでたくさん残業し，休日なしに働くことです．ですから著者はストレスチェック面談などでも，どんなに忙しくとも「土日のどちらかは必ず休むように」と強く言っています．

　人と話をすることも重要です．言葉の印象としてはあまりよくありませんが，ぐち，ぼやきを言える相手をもちたいものです．あれこれ考え悩んでいることも，口に出して言ってみると，案外大したことではなかったと気づいたことのある人もいるのではないでしょうか．一人だけで思い煩っていると，堂々巡り，考えの悪循環に陥りがちなものです．

また，人間は，どうもあまりじっとしていない方がいいように思われます．世間では「転石苔むさず」「この道一筋何十年」などといわれますし，確かに変化ということそのものが，人間にとってストレスになるのは事実です．しかし，滞留のなかでは，同じ視点での同じ風景が見えるだけです．動いてみることが大切なのです．

　ことに，難題にぶちあたったとき，進退極まったと感じたとき，頭を抱えていても打開はできません．動いてみるのです．まずは手近なところを散歩でもしてみましょうか．小さな旅行に出るのもよいでしょう．

　いつもと違う風に当たってみたいものです．そうして，だれかに会って，人と言葉を交わしてみませんか．あるいはだれかのところへ出かけていって，悩んでいることについて，相談を持ちかけられないものでしょうか．

　ほかにも，ぜひとも仕事以外の，別の世界をもちたいものです．仕事しかない人は，仕事で壁にぶつかるとどうしようもなくなります．にっちもさっちも行かなくなるのです．ですから日頃から，趣味や童心に返れる楽しいことなど，日常と仕事を離れられる場所と時間をつくっておきたいのです．たとえば音楽やスポーツなど，他の人とともに楽しめることであれば，さらに良いでしょう．

　そして，ときに自分の心の状態を振り返ることが大切です．

　人は，克己の動物です．こんなことではへこたれない，こんなことでは負けない，とがんばります．しかし，そこで起こるのが過剰適応というものです．あるいは心の傷や心の疲れに対する「否認」です．プライドが，あるいは「援助者の性（さが）」や使命感がそれを後押ししたり，無理やり支えてしまうことになります．このことが，感情労働や燃え尽きの問題につながっていきます．つまり，疲弊を招くのです．

　重要なのは，自分の心の動き方を知ること，心の状態を見てみることです．また，援助の仕事につきまとう，感情労働やそのほかの危険性についても，

あらかじめ知識を備えておきたいものです．知識があることで危険に気づきやすくなるでしょう．

さらに忘れてはいけないのは，だれかに相談することです．困ったら，苦しくなったら，相談することです．それは決して恥でも負けでもありません．そして，相談されることを嫌がる人は決していません．あなただって仕事で，「何でも聞かせてください」「いつでも気軽に相談してね」と言っているではありませんか．

ストレス対処

ストレス対処の具体的な方法を，ストレス・コントロールの日常的方策（**表8**）とストレス対処の実際的方策（**表9**）として例示し，提案します．

より積極的な方法をストレス・マネジメントとします（**表9**）．

1つは，タイム・マネジメントです．毎日の時間管理を積極的に行いたいものです．時間のゆとりが，心のゆとりを準備します．これは誰もが経験していることでしょう．

そして，長いスパンでの時間管理，すなわち生活設計，人生設計も，生活者としては重要なことです．今や，人生100年時代といわれています．私たちは100年を生きていかねばならないのです．仕事について，家族について，そして自分自身の人生について自覚的であることが重要です．人生はもちろ

表8　ストレス・コントロールの日常的方策

生活・単独型	外出・交流型	習得・修練型
・音楽　・園芸 ・料理　・ペット ・風呂 ・アロマテラピー ・散歩　・文芸　・芸術	・ジョギング　・水泳 ・スポーツ ・カラオケ　・温泉 ・旅行　　　・芸能 ・ボランティア活動	・自律訓練法 ・筋弛緩法 ・交流分析 ・気功 ・マインドフルネス

表9　ストレス対処の実際的方策

ストレス・コントロール
・気分転換　・談話 ・休息　　　・運動 ・趣味　　　・娯楽

ストレス・マネジメント
● **タイム・マネジメント** 　・時間管理　・生活設計　・人生設計
● **セルフ・コントロール** 　・ライフスタイル改善
● **ストレス・マネジメント** 　・リラクゼーション 　　（自律訓練法，筋弛緩法など） 　・相談，コンサルテーション 　・スーパーヴィジョン

ん思いどおりにいくものではありませんし，災害に限らず思わぬことが起こります．しかし，それなりに計画を立てておけば，ことが起こったときに余計な心配や悩みを減らしてくれます．根元からの立て直しではなく，ずれの修正ですむからです．

　2つめはセルフ・コントロールで，これは行動療法の用語です．自分のあるべきと思う状態に，自分の行動を変えることで接近することをいいます．自分の希望する方向に状態を変えるため，自分でできる工夫を考える方法ともいえます．たとえば，肥満を苦にするなら，運動を実践し食生活を見直すことです．そのためには，日々のライフスタイルの変更・変容を図る必要も出てくるわけです．

　さらにストレス・マネジメントのために，さまざまな理論に基づく手立てや技法があります．たとえば自律訓練法，筋弛緩法は，習得すれば手軽に応用できるリラクゼーション法です．著者は自律訓練法を使いますが，筋弛緩法はあまりうまくいきません．向き不向きがあるのかもしれませんから，いろいろ学んでみるとよいでしょう．交流分析は，対人関係を振り返るためによく利用されるものです．あまり普及は進んでいませんが，バイオフィードバック法は，合理的で現代的な技法といえるでしょう．また，最近大きな話

題をよんでいるマインドフルネスもあります．

これらの方法は，研修や用具の購入に費用がかかったり，習得に時間を要したりします．しかし，活用に値する方法ですし，習得したり経験することで，強力なストレス対処手段を手に入れることになるでしょう．

さらに，援助者という職業人としては，**表9**のストレス・マネジメントの下の方の項目に注意してください．

ここで改めて強調しておきたいのが，相談の重要性なのです．仕事のことについて，援助者からしかるべき人に率直な相談をするということです．業務遂行上のあれやこれや，場合によっては手順について，仕事に使う用具や材料などのこともあるでしょう．そしてチームのリーダーは，こうした細かな相談を真摯に受けとめなければなりません．それがチームづくりなのです．

専門家への相談をコンサルテーションといいます．これにより，もっていなかった情報を得ることができます．もちろん援助者個人だけが行うことではなく，組織としてもコンサルテーションにより，労務や法務の詳しい専門知識を参考にしたいことがあるかもしれません．各都道府県に置かれた「産業保健総合支援センター」などの相談窓口があります．技術的なことでは，都道府県，政令指定都市に設置されている「精神保健福祉センター」の技術援助も利用できるでしょう．

さらに援助の内容，その実際にわたる相談があります．心理療法や精神療法でいうスーパーヴィジョンに代表されるものです．そこまででなくとも，客観的な仕事への振り返りを行い，先輩の知恵をもらったり指導を受けることは大切です．さらに，同僚からの助言や批評を受ける機会も重要です．ミーティングの効用は何度も述べてきましたが，定期的なあるいは事例に応じてもたれるケースカンファレンス（事例検討会）がそうした効果を果たすと期待されます．

引用文献

1) 宗像恒次，稲岡文昭，高橋　徹，他：燃えつき症候群―医師，看護婦，教師のメンタル・ヘルス．金剛出版，1988．
2) 數川　悟：援助者が遭遇する危機とその対応．北陸公衛誌，35：50-57, 2009．
3) 日本医師会　勤務医の健康支援に関するプロジェクト委員会：勤務医の健康の現状と支援のあり方に関するアンケート調査報告書．2009．
4) 日本看護協会：2005年　新卒看護職員の入職後早期離職防止対策報告書．2006．
5) 日本看護協会：2001年　病院における夜間保安体制ならびに外来等夜間看護体制，関係職種の夜間対応体制に関する実態調査．2002．
6) 日本看護協会：2003年　保健医療分野における職場の暴力に関する実態調査．2004．
7) 今井博久，本山厚子，高橋明子，他：保健師のメンタルヘルス．保健師ジャーナル，63：60-65, 2007．
8) 介護労働安定センター：平成28年度介護労働実態調査結果について．2017．
9) 介護労働安定センター：平成20年度介護労働実態調査結果について．2009．
10) Maslach, C. & Jachson, S.E.：The measurement of experienced burnout. J. Occup. Behav., 2：99-113, 1981.
11) 永井　明：ぼくが医者をやめた理由．240，平凡社，1988．
12) Hochschild, A. R.：The Managed Heart: Commercialization of Human Feeling. University of California Press, California, 1983.（石川　准，室伏亜希　訳：管理される心―感情が商品になるとき．世界思想社，2000．）
13) 武井麻子：感情と看護―人とのかかわりを職業とすることの意味．医学書院，2001．
14) 武井麻子：グループとエモーショナル・リテラシー―感情を教育することはできるのか．集団精神療法，24：105-111, 2008．
15) 西園昌久：精神分析．新版心理学事典（下中邦彦　編），484-494，平凡社，1981．
16) 野島和彦：クライエントとの不健康な関係―倫理と非倫理の狭間．臨床心理学，6：623-628, 2006．
17) 小西聖子：トラウマのケア―治療者，支援者の二次的外傷性ストレスの視点から―．トラウマティック・ストレス，1：7-12, 2003．
18) Atiyah,Y. S.：The Damages Lottery. Heart Publishing, Oxford, 1997.（望月礼二郎　訳：法の迷走・損害賠償―非難文化の温床―．木鐸社，1999．）
19) 日本看護協会：保健医療福祉施設における暴力対策指針―看護者のために―．2006．
20) 厚生労働科学研究費補助金（健康安全・危機管理対策総合研究事業）住民からの不当暴力やクレーム等に対峙する地域保健従事者の日常活動の「質」を保証する組織的安全管理体制の構築に関する研究班：地域保健福祉領域において従事者が住民から受ける暴力防止のためのマニュアル「暴力防止マニュアル」第2版．2014．
21) 作田　勉，作田　明，福原泰平：タラソフ原則―妄想による暴力への対応．最新精神医学，3：481-482, 1998．
22) 平井愼二：薬物乱用問題に対する相談指導の基礎知識．精神医学，43：506-507, 2001．
23) 日本精神神経学会（日本語版用語監修），高橋三郎，大野　裕（監訳），染矢俊幸，神庭重信，尾崎紀夫，三村　將，村井俊哉（訳）：DSM-5精神疾患の診断・統計マニュアル．医学書院，2014．
24) 融　道男，中根允文，小見山実，他（訳）：ICD-10精神及び行動の障害―臨床記述と診断ガイドライン．医学書院，2006．
25) 春日武彦：愛が狂気に変わるとき　ザ・ストーカー．祥伝社，1997．

26) 中井久夫：軽症境界例．今日の神経症治療（清水将之 編），金剛出版，1987.（中井久夫：中井久夫著作集　精神医学の経験　5巻 病者と社会．150-158,岩崎学術出版社，1991.）
27) 春日武彦：援助者必携　はじめての精神科．医学書院，2004.
28) 築島　健：メンタルヘルスの問題をもつ住民への対応のしかた．保健師ジャーナル，61：612-618，2005.
29) 厚生労働省：職場における自殺の予防と対応．中央労働災害防止協会，2001.
30) 日本医師会（編）：自殺予防マニュアル［第2版］地域医療を担う医師へのうつ状態・うつ病の早期発見と対応の指針．明石書店，2008.
31) 富山県心の健康センター：自殺に関する相談を受けるために．富山県心の健康センター，2008.
32) 松本俊彦：自殺念慮者・未遂者対応の基礎．第1回心理職等自殺対策研修資料（国立精神・神経センター精神保健研究所 編），2008.
33) 清水新二：見えざる自殺問題：自死遺族のサポート．こころの健康シリーズⅢ メンタルヘルスと家族（日本精神衛生会 編）．日本精神衛生会，2005.
34) 高橋祥友：医療者が知っておきたい自殺のリスクマネジメント第2版．医学書院，2006.
35) 田辺　等：精神保健相談のすすめ方Q&A　PSW・カウンセラー・保健婦のための実践ガイド．金剛出版，2002.
36) 佐藤　誠，高塚雄介，福山清蔵：電話相談の実際．双文社，2003.
37) 村瀬嘉代子，津川律子（編）：電話相談の考え方とその実践．金剛出版，2005.
38) James, N.：Care = organaisation + physical labour + emortional labour. Sociology of Health & Illness, 14：488-509，1992.
39) 三野善央，山口創生，三浦惟史：英国イングランドの精神障害者ケアマネジメント（ケースマネジメント）．精神医学，49：1063-1070，2007.
40) 医師の働き方改革に関する検討会：医師の働き方改革に関する検討会報告書．2019.
41) 日本医師会 勤務医の健康支援に関するプロジェクト委員会：勤務医の健康を守る病院7カ条．日本医師会，2009.
42) 日本医師会 勤務医の健康支援に関するプロジェクト委員会：医師が元気に働くための7カ条．日本医師会，2009.
43) 中井久夫：精神科医の精神健康の治療的意義．精神科治療学，16：545-550，2001.
44) 竹村祥恵，數川　悟，成瀬優知：A県における公立中学校教員の精神健康調査．日社精神医誌，9：1-10，2000.
45) 竹村祥恵，數川　悟，成瀬優知：A県の中規模事業所における女性勤労者の精神健康調査．日社精神医誌，12：1-12，2003.
46) 數川　悟，大平泰子：ストレス対処と適応障害．適応障害（原田誠一 編），日本評論社，2011.

参考文献

- 橋本和典：中立性．集団精神療法の基礎用語（北西憲二，小谷英文，池淵恵美，他 編），38，金剛出版，2003.
- 室城隆之：禁欲規則．集団精神療法の基礎用語（北西憲二，小谷英文，池淵恵美，他 編），37，金剛出版，2003.
- 水澤都加佐：仕事で燃えつきないために―対人援助職のメンタルヘルスケア．大月書店，2007.

あとがき

　この本では，援助者の遭遇する危機と，それへの対応を改めて考えてみました．

　仕事柄，常々「心の健康」の重要性を口にしながら，著者が気にかかっていたのは援助者自身の健康のことでした．実際に，援助者からさまざまな形で相談を受けることもあったのです．そうしたことをまとめて，「援助者の遭遇する危機とその対応」という表題の論文として，北陸の小さな雑誌に投稿したことがありました．本書はそれをもとに，大幅な改編と加筆を行ったものです．

　本書では，いくつかの事例を示しました．いずれも著者が相談を受けたり，あるいは事例検討会やミーティングなどに提出され，討議したものがもとになっています．ただし，修飾を加え，事実関係には大幅な改変が加えてあり，2，3の事例を合成したものもあります．読者の中には，自分のことではないかと疑われる場合があるかもしれません．しかし，よく似たことがあるからこその，「事例」なのです．

　燃え尽きの項に示した「事例2」では，相談が行われています．実は著者も彼と似た状況になったことがありました．けれど，事例と違って誰かに相談することはありませんでした．ちょうどその頃，本書で引用もした永井明氏の『ぼくが医者をやめた理由』が出版され，すぐに買って読んだことが，一種の相談の役目を果たしたかもしれません．そんな風に本が助けになることもあるから，というのが，本書をまとめた理由の一つでもあります．しかしもちろん，だれかに相談できれば，それに越したことはないのです．相談という方法はとても有効です．

　これも本文で書いたことですが，周囲の人を見ていると，転職，転勤の背

景には時として「燃え尽き」が存在しているように思います．それは決して悪いことではなく，環境と仕事の仕方を変えるという1つの対処方法と考えられます．しかし，重要なのは援助者の遭過するさまざまな危機に適切に対処して健康的に働くことです．

　こうして援助者の仕事を改めて考えていくなかで，しばしば能「道成寺」のことが思いおこされました．

　能「道成寺」は，能楽師の卒論（卒業論文）ともいわれる演目です．これを演じることで，はじめて一人前の能役者として認められるという曲なのです．

　能舞台には，この能「道成寺」のときだけに使う装置があります．屋根の内側中央と，柱の一つに鐶（かん）という金具が取りつけてあるのです．始まってしばらくすると，鐶に綱を通して鐘を吊り上げます．

　鐘はもちろん作り物ですが，80キロともいわれる重さがあります．この鐘を吊り，落とし，また吊り上げる鐘後見という役の助演者が数人登場します．

　シテ（主役）の能楽師は，小鼓の裂帛（れっぱく）の演奏と掛け声とともに，乱拍子という特殊な拍子を踏みながら，三間四方の能舞台を実に30分ほどかけて半周します．そして鐘の下に来て，同時に落ちる鐘の中に飛び込むのです．

　シテの能楽師は鐘の中で，面を若い女のそれから般若の面にかけ替え，衣装も替えます．誰が手伝うのでもない．暗い中，一人だけでする作業です．そして鐘が上がるや，蛇体となった能役者が現れ，激しい後半の舞に移ります．

　なぜ，この演目が能楽師の卒論なのでしょうか．

　「道成寺」を演じるためには，特殊な拍子や舞を稽古しなければなりません．稽古を重ね，身につけ，やりきらねばならないたくさんの型，一人で成し遂げなければならない高度の技術に満ちています．そして，鐘の中での厳しく孤独な作業もあります．

しかし，能は決して一人ではできません．「道成寺」では普通の曲にはない多数の助演者がいます．能楽師は「道成寺」を演じることで，能楽師としての自分を見つめ，大勢の人との協働で成り立つ「能」というものを体得するわけです．だから「卒論」なのではないでしょうか．

　援助者と，なんとよく似ていることでしょう．
　援助者は，専門家としての責任のもとに，現場では基本的に一人で援助を行います．
　しかし，それは個人プレーではないのです．自らも責任の一端を担う組織があり，その業務として行っています．そして，支えてくれる仲間があります．チームがいます．その人々と，仕事をともにしているのです．

　本文中に，援助の方程式「援助＝組織＋頭脳労働＋感情労働＋肉体労働」を示しました．
　援助者は，自分の力を傾けて，援助という仕事を行います．頭を回転させ，心を働かせて，体を使って．しかし，それを支えているのは組織です．毎日の業務においても，危機に瀕したときも，そして危機を克服するときも．さらに，危機を予防・回避するためにも．援助は一人でしているのではない．できるものではないのです．
　著者も，長い間に，実にたくさんの人たちと一緒に仕事をしてきました．さまざまな職種の人たちとです．苦しいと感じることもありましたが，こうして今振り返ってみれば，楽しい仕事だったと言い切れます．
　援助は，社会にとっても，援助者本人にとっても価値のある仕事です．選択し，継続するに足る仕事です．そして，援助者は可能な限り健康的であるように努め，健康的な仕事をしていかねばなりません．これまで長く精神科医療と地域精神保健活動に従事してきて，強調したいのはこのことなのです．

本書では一括りにして「組織」と記してきましたが，その中には援助者の活動を支えている事務職その他の多業種の人々がいます．理解と熱意を持った多くの人たちのお世話になったことを思い出します．

 ともに仕事をしてきた方々に，改めて感謝を捧げます．
 行き届いた編集をしていただいた南山堂編集部 本山麻美子さん，中尾真由美さん，古川晶彦さんに感謝いたします．

 2019年6月

數川　悟

著者略歴

數川　悟（かずかわ　さとる）

1947年近江八幡市生まれ．1974年北海道大学医学部医学科卒業．福井県立精神病院，金沢大学，富山医科薬科大学を経て，1990年から2013年まで富山県心の健康センター所長．現在，富山県庁ほか公的，民間の事業所の嘱託産業医をしている．医学博士，精神保健指定医，日本医師会認定産業医．

著書に『「はたらく」を支える！女性のメンタルヘルス』（分担執筆 南山堂），『ここが知りたい職場のメンタルヘルスケア』（分担執筆 南山堂），『適応障害』（共著 日本評論社）など．趣味は山歩き，短歌，謡曲で，観世流師範でもある．

なぜ「援助者」は燃え尽きてしまうのか
バーンアウトを跳ねのけるリーディング・サプリ

2019年8月2日　1版1刷　　　　　　　　©2019

著　者
數川　悟（かずかわ　さとる）

発行者
株式会社 南山堂　代表者 鈴木幹太
〒113-0034　東京都文京区湯島 4-1-11
TEL 代表 03-5689-7850　　www.nanzando.com

ISBN 978-4-525-43181-5　　定価（本体1,800円＋税）

JCOPY ＜出版者著作権管理機構 委託出版物＞

複製を行う場合はそのつど事前に，（一社）出版者著作権管理機構（電話03-5244-5088, FAX 03-5244-5089, e-mail: info@jcopy.or.jp）の許諾を得るようお願いいたします．

本書の内容を無断で複製することは，著作権法上での例外を除き禁じられています．また，代行業者等の第三者に依頼してスキャニング，デジタルデータ化を行うことは認められておりません．